GIANLUCA VECCHIO

Il tuo laboratorio di cosmesi naturale

Guida all'autoproduzione di Cosmesi Ecobio

+7 Ricette per il fai da te

TITOLO
Il tuo laboratorio di cosmesi naturale

AUTORE
GIANLUCA VECCHIO

Sommario

Premessa

Complimenti!
Hai compiuto il tuo primo passo nel fantastico mondo della natura e del benessere!
Se sei entrato in possesso di questo manuale, è perché anche tu hai deciso di prenderti cura di te stesso in modo naturale e sei consapevole che il benessere passa anche e soprattutto da ciò che utilizziamo per la nostra igiene, cura e bellezza.
Quello che troverai in questo manuale risponde ad esigenze e domande come:

- ✓ È possibile autoprodurre cosmesi naturale e bio in casa?
- ✓ Avrò il tempo di creare la mia crema naturale nonostante gli impegni, il lavoro e la famiglia?
- ✓ Ci sono materie prime buone e a prezzi abbordabili per preparare le mie ricette cosmetiche?
- ✓ Troverò il tempo per studiare?

Ho scritto questo manuale quindi sulla base di un'esperienza concreta, durata anni, in cui mi sono dedicato allo studio delle erbe e dei loro benefici.
Se ancora non mi conosci, è necessaria una rapida presentazione.

Ti spiegherò come, da semplice acquirente di prodotti naturali e biologici, ho deciso di approcciare al mondo dell'autoproduzione di cosmesi Eco-Bio.

Tutto è nato da una "crisi", dal greco "krino" cioè "giudico".

In parole povere ho avuto una modifica del mio giudizio riguardo al mio benessere e alla mia salute psicofisica.

E se sei arrivato sino a qui, vuol dire che anche tu vivi questa "crisi", una modifica della percezione del consumo di prodotti per il benessere del corpo e della psiche.

Ti racconto brevemente la mia storia.

Seguimi, perché potrebbe essere proprio la tua.

Tutto è cominciato quando...

Fino a qualche tempo fa non badavo troppo a quello che utilizzavo per la cura del mio corpo.

Parlo non solo di shampoo, bagnoschiuma e creme varie, ma anche di rimedi per disturbi di vario genere, integratori alimentari e derivati dalle piante.

Nel migliore dei casi mi attenevo semplicemente a quello che il medico o il farmacista mi consigliavano, o peggio, mi orientavo su prodotti di grande risonanza mediatica, senza approfondire un minimo la loro conoscenza.

Poi un giorno, dopo aver spalmato una crema dopo pannolino a mia figlia, di cui per correttezza non dirò la nota marca, mi sono accorto che "non tutto è oro ciò che luccica".

Sì, perché, nonostante la crema utilizzata mi fosse stata venduta come naturale e adatta alla pelle dei bambini, mia figlia ha dovuto vedersela con un'antipaticissima dermatite dovuta all'azione negativa di alcuni componenti presenti all'interno di quella crema.

Come l'ho scoperto?

Beh, ovviamente con l'aiuto di un'esperta.

Sottoposi quella crema ad una mia amica biologa a cui chiedevo sempre consigli e lei subito mi fece notare con una certa disinvoltura che quella crema in realtà, non solo non era adatta ai bambini, ma poteva essere dannosa anche per gli adulti.

Quella crema conteneva sostanze come:

- profumi
- alcool
- parabeni
- alluminio

E mi invitò a leggere diversi articoli scientifici che riportavano risultati da non credere.

Lo sapevi per esempio che è stato dimostrato che i parabeni sono in parte responsabili di formazioni di cellule tumorali al seno?

Sai che l'alluminio che è contenuto in moltissimi prodotti per l'infanzia, crea dei danni importanti al tessuto epidermico del bambino e anche dell'adulto?

Hai mai provato a mettere dell'alcool sulla pelle e vedere l'effetto che fa?

Oppure, hai mai provato ad entrare in contatto con le tue mucose con un profumo chimico?

Per salvare me stesso e i miei figli da questo autentico bombardamento chimico, decisi di accettare l'invito della mia amica biologa a partecipare ad un seminario sulla lettura e riconoscimento degli INCI e, siccome sono curioso e mi piace essere informato su tutto, ho deciso di parteciparvi anche ben predisposto.

Quel seminario era condotto da alcuni tra i più importanti erboristi italiani.

Questi autentici maestri cosmetologi spiegavano con grande competenza come leggere l'etichetta di un prodotto e svelavano tanti piccoli dettagli a cui prestare attenzione per non essere imbrogliati.

Alla fine del seminario venivano distribuiti campioncini di creme con ottimi inci e un effetto che non avevo mai provato né sentito prima.
Una vera e propria sorpresa!
A prescindere dalla mia fissazione per i campioncini di cosmetici, non so come descrivere appieno la sensazione che ho provato quando ho sperimentato il suo contenuto.
È stata una vera esperienza sentire l'adattabilità di quel prodotto alla mia pelle, i profumi finalmente naturali e ho davvero provato la sensazione di aver perso tanto tempo prezioso e che, in qualche modo dovevo, recuperare.
Quando ho capito come funzionava davvero la composizione di un cosmetico e che ci potevano essere alternative valide alle composizioni impure che propongono la maggior parte dei marchi famosi, l'unico obiettivo che mi son sentito di perseguire è stato quello di diffondere a quanta più gente possibile quelle conoscenze che avevo appreso.
A quel seminario sono poi seguite una serie di passeggiate didattiche sul riconoscimento e la raccolta delle piante officinali e lì ho capito davvero il concetto che ogni individuo è unico e irripetibile, proprio come tutto ciò che la natura crea intorno a noi e nel nostro ambiente.

Così, nell'estate del 2017 ho deciso di creare **My Nature Way**, un bio-shop on-line di prodotti che tenevano conto di due concetti su tutti:

- Scelta consapevole di ciò che utilizziamo per la cura del nostro corpo e del nostro spirito.
- Perizia ed esperienza di chi, con la cura dell'artigiano, concepisce, migliora, sperimenta e confezione i prodotti.

Tutto in *My Nature Way* doveva essere incentrato sull'unicità dell'individuo e sulla consapevolezza che ciò che è adatto ad una persona non è assolutamente detto che vada bene anche per un'altra.

L'asse portante di tutta la medicina tradizione sta proprio in questo semplice ed intuitivo concetto: la medicina deve curare il "malato", non la malattia.

Ogni patologia o disturbo origina, si manifesta e progredisce in modo assolutamente differente e specifico in ognuno di noi.

Così ho deciso di approfondire il mio percorso didattico iniziato quasi per caso e basato molto sulla pratica e quindi ho deciso di fare il Corso Base ed il Corso Avanzato presso l'Accademia delle Arti Erboristiche di Roma con alcuni tra i migliori erboristi italiani.

Ho avuto quindi una vera e propria "conversione" che, come tutte le conversioni, non sai di averla dentro finché non la scopri, e non ci puoi fare nulla per controllarla. Sai che quella cosa ti fa stare bene e allora prosegui dritto per la tua strada.

Ingresso in Laboratorio

Mentre conducevo la mia ricerca di produttori adatti al mio e-commerce, mi capitò di entrare in un piccolo laboratorio famigliare qui a Roma, per vedere proprio come l'erborista lavorava ai suoi prodotti.

Sono sempre stato curioso di processi produttivi, di macchinari aziendali proprio per capire come si arriva ad ottenere il prodotto finito che entra nelle nostre case.

La sensazione che ho provato quando sono entrato nel laboratorio la posso descrivere solo con una frase: pace dei sensi.

È la stessa sensazione che provo quando faccio le mie lunghe passeggiate nel bosco, o quando sono in barca. Senso di beatitudine, di libertà, di serenità, come se mi riappacificassi con me stesso e con il mondo.

La prima sensazione che provai entrando nel laboratorio fu quella olfattiva che subito mi arrivò allo stomaco e mi portò alla mente questa pace interiore a cui non ho voluto rinunciare.

E quindi, appena ne avevo l'opportunità, tra tanti impegni di lavoro e famigliari, trovavo qualsiasi scusa per correre in laboratorio. Anche mezz'ora era sufficiente a ritrovare me stesso e a lavorare su qualcosa di concreto. Su una crema, uno shampoo, un gel, un unguento.

Capii così che non era così complicato trovare del tempo, anche poco, per dedicarsi quasi quotidianamente a questa meravigliosa attività.

L'importante è provarci e organizzarsi.

Ricavarsi del tempo per i propri interessi non è mai impossibile, neanche per chi ha un lavoro full time, una famiglia e tanti impegni.

Se ci pensi, alla fine è sufficiente anche mezz'ora al giorno, l'importante è che sia mezz'ora davvero dedicato solo a quello.

Puo' essere utilizzata per studiare, per leggere un manuale, per acquistare le materie prime, per fare un video corso o per praticare ciò che si è imparato.

Così ho deciso di scrivere questo manuale, per raccogliere al suo interno questo sapere appreso in tanti anni di frequentazione di alcuni tra i più grandi erboristi italiani (Paolo Ospici, Guido Bonanni, Sergio Bellanza) cercando di restituire a chi vuole approcciare a questo mondo, non solo un manuale completo di autoproduzione di cosmesi eco-bio, ma anche e soprattutto una filosofia di vita nella conoscenza e nel rispetto delle piante e dei loro benefici e di come esse possono "curarci" il corpo e la mente.

All'interno di questo manuale ho raccolto più di 40 ricette già pronte da utilizzare e la descrizione di alcune piante con luoghi e tempi balsamici giusti per la loro raccolta, così che tu le possa cercarle, trovarle e raccoglierle in autonomia per creare i tuoi cosmetici.

Grazie a questo manuale, ho aiutato tante persone a coronare il proprio sogno.

Ci sono vari ostacoli infatti alla possibilità di autoprodurre un cosmetico naturale in casa come:

- ✓ disponibilità di tempo
- ✓ scarsità di risorse
- ✓ mancanza di luoghi dove acquistare a prezzi onesti materie prime
- ✓ impegno nel seguire un corso o un'accademia dal vivo

✓ disponibilità di corsi nella propria città

Per questo ho deciso di scrivere questa guida completa, pratica e facile per la creazione di un cosmetico, il riconoscimento delle piante e la comprensione di tutti i problemi e le opportunità del settore, anche qualora qualcuno voglia farne la propria professione.

Ma ora è arrivato il momento di iniziare.

Andiamo e partiamo con il nostro percorso nella creazione di un cosmetico Eco-Bio e naturale.

L'autoproduzione di cosmesi eco bio, 3 segreti per partire col piede giusto

Prima di iniziare ad affrontare tutte le tematiche in scaletta voglio darti subito tre consigli pratici per creare il tuo cosmetico fai-da-te.

Segreto n. 1: *un buon cosmetico naturale dovresti poterlo applicare anche sulle mucose o addirittura ingerire senza che esso causi danni al corpo e alla pelle.*

Questo vale sempre tranne se non sei esplicitamente allergico a determinate sostanze.

Ma se un prodotto cosmetico non è dannoso, allora non lo è su nessuna parte del corpo. Con questo non ti voglio ovviamente consigliare di ingerire cosmetici o spalmare creme sulla lingua o nella bocca, ma voglio soltanto dire che con un cosmetico naturale puoi stare tranquillo anche qualora accidentalmente ad esempio ti trovassi ad inerire un po' di collutorio per i denti.

Segreto n. 2: *Gli I.N.C.I. dei prodotti che acquisti sono in realtà semplicissimi da decifrare. La regola è solo una: gli ingredienti scritti in latino sono quelli naturali. Gli ingredienti scritti in inglese sono chimici o derivati da una trasformazione chimica e quindi potenzialmente più dannosi.*

Questo non significa che sono necessariamente dannosi, ma che, meno ce ne sono, più naturale è il prodotto.

Segreto n. 3: *La certificazione Bio di un prodotto di cosmesi è solo un espediente di marketing per venderti il prodotto. Non esiste una certificazione Bio del prodotto nel complesso, ma solo l'indicazione della provenienza Bio dei singoli componenti naturali.*

Se vuoi iniziare a sperimentare la bontà di alcuni prodotti bio di alta qualità, di seguito ne ho selezionati alcuni dopo averli provati ed analizzati io stesso.

Inquadra il codice o clicca sopra per vedere:

SHAMPOO SALVIA E LIMONE BIO LA
SAPONARIA

BAGNODOCCIA DELICATO ECO-BIO AL
CARDAMOMO E ZENZERO, 1 lt.

SIERO VISO ANTIAGE CON ACIDO IALURONICO
E VITC+E BIO 60ML

Qualche concetto indispensabile prima di partire

Per fitocosmesi intendiamo tutti quei prodotti cosmetici con elevata percentuale di sostanze vegetali.

Ciò influenza naturalmente la qualità del prodotto finale attraverso il miglioramento di quella che viene chiamata "funzionalità".

È la stessa normativa (legge 713 del 1986) ad illustrare il concetto di funzionalità applicata ai cosmetici: questi hanno come obiettivo la cura e la protezione della pelle, delle unghie e della peluria in generale.

I fitocosmetici meglio si prestano a questi scopi proprio grazie alla maggior presenza di prodotti vegetali, ma cosa può e cosa non può far parte della composizione di un prodotto di fitocosmesi?

Devono essere escluse tutte le sostanze di origine chimica e non naturale.

Eppure, l'essere una sostanza d'origine naturale non è sufficiente per poter far componente in un fitocosmetico: è chiaro a tutti che sostanze come la paraffina, ottenuta dal petrolio, seppur di origine naturale non può far parte di un fitocosmetico.

Non sono accettate neppure sostanze d'origine animale come il collagene, mentre alcuni derivati animali come miele e propoli possono essere accettate grazie alle loro peculiari funzionalità.

Dunque, possiamo considerare accettabili tutte le sostanze di origine vegetale, più qualche importante eccezione di derivazione animale.

Questo punto è di estrema importanza poiché contrappone un prodotto naturale ad uno sintetico: non è una questione di pura speculazione etica o di preferenze, bensì di evidenze evolutive non trascurabili.

Il nostro corpo si è evoluto nel corso di migliaia di anni attraverso l'interazione con l'ambiente circostante e ognuno di noi nella propria esperienza di vita può facilmente accorgersi che il proprio corpo riconosce, quindi reagisce, all'ambiente naturale in cui vive.

Una sostanza sintetica, che quindi non esiste in natura, è un elemento ad essa esterna e gli impatti sull'ambiente, e sul nostro corpo, non sono sempre facilmente valutabili. Perché creare un prodotto sintetico che simuli delle proprietà se esiste in natura un corrispettivo che le possiede e la cui interazione con il corpo umano avviene già da secoli?

L'ipotesi di un danno che le sostanze sintetiche potrebbero comportare non è sempre trascurabile: fintanto che ci muoviamo nel campo della medicina è evidente che il ragionamento beneficio rischio può essere applicato con buon senso.

Siamo di fronte ad ipotesi di vita o morte per cui l'utilizzo di sostanze chimiche è non solo utile, ma anche necessario. Ciò tuttavia non vale per la cosmesi. Crediamo che l'utilizzo di sostanze sintetiche, che producono uno stress sul nostro organismo, non debbano far parte della cosmesi. Quando parliamo di fitocosmesi ci riferiamo a una precisa scelta che esclude tutto ciò che non è una sostanza naturale, eppure una qualsiasi sostanza ha una sua catalogazione chimica.

Cerchiamo di chiarire questo punto.

Tutto ciò che ci circonda può essere definito chimicamente: la stessa acqua ha una sua natura chimica ma non per questo la consideriamo dannosa per l'organismo. Cosa distingue però una sostanza naturale da quella derivata? È piuttosto semplice.

Una sostanza naturale è una sostanza che ha origine da piante, amidi, oli, estratti di piante che possono essere ottenuti con sistemi estrattivi, come la distillazione, oppure attraverso l'utilizzo di solventi naturali, come l'acqua.

Non dimentichiamo, inoltre, i derivati animali, come il miele, che non comportino la morte dell'essere vivente produttore. Tutto ciò che non rientra in questa definizione viene considerata sostanza derivata: si parla di derivati naturali e derivati sintetici.

I primi sono ottenuti da sostanze naturali ma attraverso una lavorazione non naturale, come l'idrogenizzazione.

I secondi sono sostante non presenti in natura e costruite ad hoc in laboratorio.

Accenni sulla normativa

Anche se puo' essere noioso e per certi aspetti superfluo, un buon erborista o cosmetologo o anche chi si appresta ad autoprodurre per diletto un cosmetico naturale, non puo' ignorare le normative. Anche perché un diletto puo' trasformarsi prima o poi nella realizzazione di un sogno che questo diventi qualcosa di più che un semplice hobby, così come lo è stato per me.

Come già accennato in precedenza la normativa italiana vigente fa riferimento alla legge 713 dell'11 ottobre del 1986. La finalità è quella di normare i prodotti cosmetici, ovvero sostanze e preparazioni diverse dai medicamenti, che hanno come scopo esclusivo o prevalente quello di pulire, profumare, mantenere in buono stato o modificare l'aspetto della pelle, delle unghie, delle labbra, dei peli e dei denti.

È escluso dalla normativa l'aspetto funzionale di cui prima abbiamo parlato: eppure è evidente che la cosmesi ha la capacità di influenzare la composizione biologica e l'aspetto della pelle. Una semplice acqua ricca di sali può interagire con la struttura cheratinica dell'epidermide.

L'aggiornamento della normativa, attraverso il decreto legislativo del 10/10/91, risponde a delle direttive della Comunità Economica Europea per quanto riguarda la produzione e la vendita dei prodotti cosmetici. In etichetta devono essere presenti alcune informazioni fondamentali:

- Deve essere ben visibile in PAO (period after open) ovvero il tempo utile per consumare il prodotto una volta aperto senza che questo venga esposto al rischio di inquinamento microbico;

- Bisogna che siano elencate in ordine quantitativo tutte le sostanze presenti fino a una concentrazione dell'1%, sotto tale concentrazione cade l'obbligo. Questo indice viene comunemente indicato con la sigla i.n.c.i.;
- Le sostanze naturali vanno inserite con la nomenclatura latina mentre quelle derivate, che siano di derivazione naturale o di sintesi, vanno elencate in inglese. Questo permette un'immediata e chiara informazione a tutela del consumatore.

La normativa è in continuo aggiornamento, basti pensare ai recenti e rilevanti Regolamento (CE) n. 1223/2009 del Parlamento europeo e del Consiglio, del 30 novembre 2009, sui prodotti cosmetici.

Per eventuali approfondimenti è possibile collegarsi ai siti web ufficiali dove è possibile leggere gli allegati ufficiali delle varie normative. È piuttosto importante, invece, soffermarci su alcuni punti che nonostante l'evoluzione della normativa restano piuttosto oscuri e dove si nascondono inganni e truffe ai danni dei consumatori.

- Il costo di un prodotto cosmetico, così come per qualsiasi prodotto, non è sinonimo di qualità. Un cosmetico spesso rappresenta uno status ed è questo che fa lievitare i costi: i fattori che influenzano il prezzo sono molti e non necessariamente legati al valore del prodotto.

- Non esiste nessuna norma che definisca un prodotto cosmetico come biologico: le uniche normative europee o nazionali presenti riguardano il campo alimentare o agricolo. Sedicenti marchi o nomi che lasciano intendere diversamente sono quantomeno ingannevoli. È possibile, e comprensibile, citare l'origine biologica dei componenti presenti nel cosmetico.

- Non esiste alcuna definizione normata di cosmetico naturale: l'unica indicazione, limitata a concentrazioni superiori all'1%, può essere ottenuta attraverso un'attenta lettura dell'i.n.c.i. In alternativa è consigliato affidarsi alla fama dell'azienda produttrice.

Come riconoscere le piante

Prima di entrare nel dettaglio della fitocosmesi è necessario dare alcune indicazioni importanti sul riconoscimento della componente fondamentale dell'oggetto del nostro studio: le piante.

L'osservazione visiva, come primo contatto con una pianta, può sembrare un vantaggio per la sua apparente staticità. In realtà il movimento in natura fornisce importanti indicazioni. Il comportamento è la prima e più importante informazione che possiamo ottenere dall'osservazione visiva. Le piante in realtà hanno un movimento individuale, sviluppando fusto e radici, e anche di gruppo, perché colonizzando intere aree grazie alla diffusione di polloni e semi. Conoscere i ritmi di crescita di un fusto, la gemmazione, la reazione alla luce ci può aiutare ad identificare la pianta: il comportamento permette dunque di individuare quali possono essere le caratteristiche della stessa e se questa può o meno esserci utile e soprattutto quando.

Il colore fornisce alcune importanti indicazioni sulla presenza di possibili sostanze attive come ad esempio i flavonoidi, da flavus che indica il giallo, che hanno lo stesso colore della camomilla. Chiaramente gli altri sensi ci vengono in aiuto perché da sola la vista, come abbiamo potuto intuire, non è sufficiente: se un leone è meglio studiarlo da lontano, una pianta necessita del contatto. Un contatto che è più olfattivo che tattile: l'esperienza olfattiva di fatti, sebbene molto complessa e figlia dell'esperienza, è estremamente importante nell'individuazione della specie. Meno utile e spesso utilizzata esclusivamente come conferma della presenza di alcune sostanze: le mucillagini, ad esempio, non sono riconoscibili in altro modo poiché non hanno odore, né forma e né colore. L'osservazione del comportamento, chiamata etologia vegetale, è costituita prevalentemente da un'indagine visiva, olfattiva e infine tattile.

Le piante descritte in questo manuale sono state raccolte in modo da riconoscerne l'eventuale interazione con l'ambiente naturale e la cultura in cui si sviluppano.

Nel mondo occidentalizzato molte delle tradizioni mediche sono andate perse ma l'indissolubile legame tra sindrome e area in cui questa si manifesta è tornato in auge.

Lo stesso principio che viene applicato alla medicina viene applicato alle piante: non è possibile slegarle dall'ambiente in cui si riproducono. Delle stesse piante verrà fornita un'indicazione prevalentemente legata al mondo della cosmesi, senza tralasciare alcune importanti proprietà curative che possono estendersi alla tutela del corpo nella sua interezza.

Di seguito ti propongo altri due esempi di prodotti che utilizzo io stesso e nel tempo mi hanno molto convinto per essere in sintonia con il mio ambiente.

Così secondo me dovrebbe essere un ottimo prodotto, prendi nota perché alcuni di questi prodotti ci torneranno utili durante il nostro cammino di creazione di un cosmetico eco-bio.

SHAMPOO NATURALE FAITH IN NATURE AL THE
BIO

OLIO DI MANDORLE DOLCI NATURALE 1LT

OLIO DI MANDORLE DOLCI NATURALE 1LT

1 Capitolo – Cos'è la fitocosmesi

Breve Introduzione

Ti ho già spiegato in premessa che non esiste alcuna normativa che fornisca una definizione di fitocosmesi, o meglio, la normativa c'è, ma norma la cosmesi.

Questo crea una bolla d'ambiguità dentro la quale molti imprenditori, per assecondare l'*appeal* naturalistico dei consumatori, hanno moltiplicato l'offerta di cosmetici naturali, o all'apparenza tali.

Per questo motivo, prima di addentrarci meglio nello specifico, è d'obbligo ricordare il patto che stiamo stringendo: consideriamo la fitocosmesi come il settore della cosmesi che sfrutta principi attivi derivati da sostanze vegetali e, in casi opportuni, anche da minerali o animali senza la morte o lo sfruttamento innaturale dell'animale stesso.

Le api, ad esempio, produco il miele in modo del tutto naturale e fa parte del loro comportamento adattivo.

1.1 Concetti principali

Purtroppo, per parlare di fitocosmesi è necessario conoscere il vocabolario che andremo ad utilizzare onde evitare dubbi e fraintendimenti di alcun tipo.

Abbiamo parlato più volte di principi attivi ma avremmo potuto utilizzare tranquillamente il termine eccipienti: la suddivisione tipica che viene utilizzata ad esempio nella produzione di medicinali (l'eccipiente è ciò che viene aggiunto e che non sia dunque un principio attivo) non si adatta alla tecnica della fitocosmesi. Molto spesso eccipienti di derivazione naturale, come l'olio extravergine di oliva, possono essere aggiunti al prodotto restando pur sempre dei principi attivi.

Un altro termine importante e da non fraintendere è quella parte della pianta che viene comunemente chiamata droga: mi sto riferendo alla parte della pianta maggiormente ricca di principi attivi e che viene utilizzata nella produzione di un fitocosmetico.

Fitocomplesso invece è il termine utilizzato per indicare la totalità dei principi attivi presenti nella droga: a differenza della Farmaceutica che si riferisce al singolo principio attivo, nelle pratiche d'erboristeria, sia fitocosmesi sia fitoterapia, viene utilizzato tutto il gruppo di principi attivi. Per cui parliamo di fitocomplesso.

È bene ricordare una definizione che ho già accennato: quella di sostanza chimica. Tutto quello che ci circonda è chimica, ma possiamo individuare le sostanze naturali, quelle derivate naturali e quelle sintetiche.

Un estratto può essere ottenuto utilizzando un solvente, banalmente dell'acqua, oppure delle tecniche di estrazione meccanica. È evidente che esso è finalizzato a trasformare le piante in un cosmetico.

L'infusione è una tecnica che prevede l'immersione prolungata della droga in acqua in modo da assorbire il principio attivo.

La macerazione o la digestione sono altri processi d'estrazione che avvengono a temperatura ambiente, nel primo caso, e a temperature maggiori, circa 40°, nel secondo. Esistono, poi, alcuni estratti come il burro o i succhi che senza l'utilizzo di solventi si realizzano attraverso centrifugazione, pressatura, etc.

Chiaramente non tutte le droghe possono essere disciolte in acqua: conoscere la solubilità della sostanza è di fondamentale importanza. Le sostanze che possono essere disciolte in acqua sono dette idrosolubili ed è possibile utilizzare in saponi per il corpo. Liposolubili sono tutte quelle sostanze che non possono essere disciolte in acqua ma in grassi.

In definitiva, una volta individuata la droga possiamo estrarla attraverso dei processi di dissoluzione in acqua, se idrosolubile, o in oli, se liposolubile, e l'estratto ottenuto conterrà l'insieme dei principi attivi chiamato fitocomplesso.

Quando scegliamo una pianta per il suo scopo, ci stiamo riferendo alle proprietà del fitocomplesso.

1.2 Natura e sue Materie Prime

Le piante possono essere trattate e i principi attivi estratti attraverso diverse operazioni: a seconda delle tecniche che utilizziamo ritroviamo le droghe in diversa natura.

È possibile ottenere, infatti, delle polveri semplicemente triturando finemente la pianta: spesso viene utilizzata per le radici o i fusti delle piante.

Una semplice estrazione con acqua e glicerina vegetale in corrente di vapore ci permette di ottenere quelli che sono chiamati estratti glicerinici.

Se invece distilliamo la droga otteniamogli oli essenziali.

Dalla spremitura o dalla centrifugazione otteniamo i succhi, mentre le acque aromatiche sono ottenute dalla distillazione.

In alternativa, lasciando la droga immersa in acqua per alcuni minuti, otteniamo un infuso, lasciandola invece a bollire nell'acqua otterremo un decotto.

Gli estratti possono essere poi catalogati in base al rapporto droga/estratto: parliamo di estratti secchi con un rapporto di 4:1, di estratti molli con un rapporto di 2:1 e di estratti fluidi se il rapporto è di 1:1.

Quando l'estratto viene miscelato con acqua e alcool etilico si ottengono le tinture. Se il rapporto droga/estratto aumenta fino a 10/1 parliamo di tinture madri poiché viene utilizzata una maggiore concentrazione di droga.

L'elenco delle sostanze naturali che è possibile utilizzare è ancora lungo: vi sono le vitamine ottenute da vegetali (A, E, C, etc.), gli amidi, le cere, i burri, il miele e il propoli. Vi sono poi degli estratti ottenuti tramite gemmazione, utilizzando cioè gemme fresche in un solvente d'acqua e alcool.

Non vanno dimenticati, infine, i prodotti ottenuti tramite biotecnologia: questa tecnica rende possibile ottenere delle nuove sostanze, come la gomma xantana, che dovevano essere ottenute tramite processi sintetici o dagli organi animali mentre oggi è possibile ottenerli attraverso l'uso di microrganismi. È un processo del tutto naturale, esclusivamente indotto, come quello della produzione per fermentazione dello yogurt dal latte.

Si fanno rientrare, poi, alcune sostanze naturali parzialmente modificate come vitamine ottenute per via sintetica, grassi vegetali idrogenati e cere vegetali modificate che hanno particolari e peculiari proprietà che in dosi ridotte non compromettono la naturalezza del prodotto.

È chiaro che tutte queste materie prime devono essere combinate cercando di ottenere un prodotto efficace, a prezzi contenuti, con una buona durata di conservazione e piacevole all'olfatto e alla vista.

Non è di certo una mera combinazione dei fitocomplessi che garantisce un buon risultato finale.

1.3 L'ambiente

Quando parliamo di cosmetica deve essere chiaro che non siamo nel campo della medicina e che, a differenza di un farmaco, un prodotto cosmetico non può avere controindicazioni.

Bisogna che sia sostenibile per il corpo umano.

La sostenibilità è un concetto molto di moda negli ultimi tempi, che si collega ad una certa eticità del lavoro e della produzione dei prodotti.

Un fitocosmetico inoltre non solo mira a rispettare l'organismo umano, massimizzando i benefici ed eliminando la tossicità, ma è amico anche dell'ambiente. È chiaro che l'utilizzo in dosi e modalità sconsigliate di un prodotto della cosmesi non solo può danneggiare noi, ma anche la terra.

Evitare l'uso di sostanze sintetiche aiuta a proteggere la natura: la fitocosmesi può parzialmente eliminare il problema degli scarichi di docce e lavandini, pensiamo ai saponi e bagnodoccia che vengono così scaricati in falda.

Tutto questo può e deve essere associato ad una consapevolezza del consumatore.

Dosi e modalità d'uso di un fitocosmetico vanno seguite non solo per garantire la salute del proprio corpo ma anche del pianeta.

Perché inquinare e inquinarsi soltanto per profumare?

Visita la selezione di prodotti che ho realizzato e che acquisto frequentemente per me stesso e le mie creazioni.

2 Capitolo – Tipologie di Cosmetici

Breve Introduzione

Conoscere come preparare un cosmetico non è importante solo dal punto di vista tecnico ma migliora anche la conoscenza delle proprietà del prodotto. Nei prossimi paragrafi ti darò una prima risposta alla domanda *come posso preparare un cosmetico?* Sei pronti a metterti alla prova?

2.1 Emulsioni

Un banale esempio di emulsione è la maionese: una miscela di una sostanza grassa con una sostanza acquosa.
A seconda delle proporzioni si parlerà di creme A/O (acqua in olio) oppure di creme O/A (olio in acqua).
Per capirci: la maionese, dove il limone (acquoso) è in quantità inferiore all'olio d'oliva (grasso), è una crema A/O.
La tipologia di emulsione varia anche in riferimento alla viscosità: puoi ottenere sostanze più liquide, e parleremo di lozioni, oppure sostanze meno liquide, ed è proprio il caso delle creme.

Un'emulsione presenta degli eccipienti che possono essere olii, burri o più semplicemente dell'acqua.

Ti ricordi che in cosmesi gli eccipienti spesso coincidono con i principi attivi?

Può essere vero nel caso delle emulsioni oppure più spesso si aggiungono estratti vegetali, come oli essenziali ad esempio.

Ti è mai capitato di ritrovare un piccolo strato di muffa sulle tue creme?

La risposta è no!

Questo accade difficilmente perché vengono aggiunte delle sostanze dette "sistema preservante" al fine di garantire la perfetta conservazione del prodotto.

2.2 Tensioattivi

Nonostante il nome poco invitante i tensioattivi fanno comunemente parte della nostra vita: parliamo di shampoo, bagnodoccia, ovvero sostanze che creano schiuma e detergono la pelle.

Anche i saponi liquidi sono dei tensioattivi.

La base di un tensioattivo è data dalle saponine naturali presenti in alcune piante alle quali aggiungiamo eccipienti indispensabili per la presentazione e praticità dell'utilizzo.

Compreresti mai uno shampoo dal colore e/o odore sgradevole?

Per questo motivo vengono aggiunti olio di cocco oppure olio di palma, perché sono ottimi grassi dal costo moderato: peccato per il loro impatto ambientale molto gravoso per il pianeta.

2.3 Unguenti

Completamente differente è invece la natura degli unguenti: questi sono formati principalmente da corpi grassi (burro, olio, cere) e non vi è presenza di acqua.

Questo ci fornisce immediatamente alcune caratteristiche del prodotto: l'assenza di acqua infatti influenza le caratteristiche di un cosmetico.

Non è necessario aggiungere un sistema preservante in quanto non potranno svilupparsi batteri.

La consistenza dell'unguento può variare, ma l'assenza d'acqua lo rende non comodo spalmarsi sulla pelle ed è per questo che spesso si applicano su pelle bagnata e vengono massaggiati o frizionati.

La loro impermeabilità all'acqua viene sfruttata, ad esempio, per proteggere zone del corpo potenzialmente a contatto con sostanze irritanti: basti pensare alle attenzioni di una mamma con il proprio neonato e a come cerca di proteggerlo dal contatto con la propria pipì.

Data la natura grassa dell'unguento è chiaro che principi attivi ed eccipienti sono presenti attraverso estratti vegetali burrosi o oleosi.

2.4 Gel

Se un unguento è a base grassa, i gel sono più simili alle emulsioni: è possibile, infatti, ottenere dei gel esclusivamente da acqua o da grassi oppure da entrambi.

Parleremo di idrogel, nel primo caso, di lipogel, nel secondo, oppure più semplicemente di gel bifasici.

Se hai maneggiato un gel e sai già distinguere sicuramente un gel in base acquosa da uno in fase grassosa: gli idrogel sono naturalmente più liquidi e necessitano di additivi, come la gomma xantana ad esempio, per aumentare la loro viscosità e capacità di essere maneggiati.

Un idrogel si presenta spesso limpido e molto rinfrescante sulla pelle, anche se il potere idratante è pressoché nullo.

Come gli unguenti anche gli idrogel sono semplici da preparare e poco costosi.

L'aggiunta di sostanze grasse (gel bifasici) o di una base grassa che sostituisce l'acqua (lipogel) modifica chiaramente il colore del gel che si fa più opaco e la sua consistenza.

2.5 Soluzioni idroalcoliche

Già dal nome appare chiaro che nelle soluzioni idroalcoliche all'acqua viene aggiunto dell'alcool: questi ha delle ottime capacità di conservazione del cosmetico ed evita l'utilizzo di un sistema preservante.

Il grado alcolico non dovrebbe mai superare tuttavia i 20/25 gradi: ed è il caso di collutori, lozioni per capelli o per i muscoli.

Caso a sé sono i profumi che possono presentare gradi alcolici molto superiori e che difatti devono essere utilizzati con un moderato dosaggio sia per una questione di odori ma soprattutto perché più alcool è presente, più la pelle si disidrata e tende a seccarsi.

2.6 Paste

Cosa accade se aggiungiamo della polvere in un'emulsione o in un gel?
Se la concentrazione della polvere è almeno pari al 10% otteniamo una pasta.
Cos'è una pasta?
Un esempio quotidiano è il dentifricio.
L'aggiunta di oli e burri aumenta il potere idratante della pasta: non è un caso che queste vengano associate agli oli essenziali per essere applicate tramite massaggi.
Spesso trovano applicazione in massaggi estetici, fisioterapici o fitoterapici.
Gli oli composti vengono poi utilizzati anche per preparare impacchi per capelli, proteggendoli o rinforzandoli.

2.7 Polveri

Per ottenere una pasta ti ho detto che c'è bisogno di un 10% di polveri, ma cosa sono?
Semplicemente la polverizzazione di una o più droghe (la parte della pianta più ricca di principi attivi) che possono essere combinate con argille o minerali, come il talco.

Il talco, lo sappiamo tutti, ha però un problema: se inalato, e spesso accade, è dannoso per il nostro corpo: si utilizzano in alternativa amidi di riso o avena che hanno le stesse proprietà ma possono essere occasionalmente ingeriti senza problemi.

3 Capitolo – Le funzionalità delle sostanze cosmetiche

3.1 Principi attivi di tensioattività

Prima di parlarti delle proprietà dei fitocosmetici, è necessario rinfrescare alcuni principi della chimica attraverso un esempio pratico di vita quotidiana.

Immagina di immergerti nella tua vasca da bagno piena d'acqua.

Saresti perfettamente in grado di distinguere la superfice di separazione tra aria e acqua!

Ma se aggiungessi del sapone?

È L'esperienza ci suggerisce che una volta formatesi la schiuma sarà difficile individuare la linea che separa l'acqua dall'aria.

Le bolle che ricoprono la superfice, se preferisci puoi pensare anche alla schiuma che ricopre una birra appena spillata, sono frutto di quella che viene chiamata *tensione superficiale,* una proprietà che permette all'acqua di miscelarsi o meno con l'aria.

I saponi, in genere, vengono per questo detti tensioattivi: acqua e sapone ti fanno venire subito in mente l'idea di lavaggio?

Ma cosa facciamo di preciso quando laviamo la nostra pelle?

Semplice, eliminiamo del grasso!

Infatti, i tensioattivi hanno anche la proprietà di far sciogliere dei grassi in acqua: così la miscela acqua più sapone ripulisce la nostra pelle.

Ti è più chiaro adesso perché il sapone non deve essere troppo aggressivo, e bisogna moderare la frequenza dei lavaggi per evitare problemi di secchezza e irritazione della pelle.

Abbiamo assimilato i tensioattivi ai saponi, questo è vero ma con piccole differenze da specificare.

Quando parliamo di saponi liquidi, come shampoo e bagnoschiuma, abbiamo di fronte dei tensioattivi anionici, cioè carichi elettricamente: questa carica elettrica li rende molto efficaci ma anche molto irritanti per la pelle, specialmente se delicata.

L'irritabilità dei tensioattivi anionici è dovuta alla presenza di un'unica carica di tipo negativo: è chiaro che bilanciando con una carica positiva si otterrà un sapone più delicato. È il caso dei tensioattivi anfoteri, utilizzati spesso per la detergenza intima.

Si può immaginare un tensioattivo cationico, ovvero caricato positivamente, e sono quelli che comunemente chiamiamo balsami.

Ma se la carica elettrica è potenzialmente negativa per la pelle perché non eliminarla?

È possibile ed in questo caso parliamo di tensioattivi non ionici. L'assenza di carica elettrica non permette di generare schiuma e sono usati per le creme.

Una delle caratteristiche principali dei tensioattivi è quella di favorire l'assorbimento di altri principi attivi: così come le saponine naturali vengono utilizzati proprio per la loro capacità di trasportare altre sostanze.

Sono come grossi autobus nei quali stipare altre sostanze utili per il nostro organismo.

3.2 Altri principi attivi

Se per ottenere una buona torta è necessario utilizzare più ingredienti e nelle giuste dosi, anche per produrre un buon cosmetico è necessario lavorare con più piante e diverse proprietà.

Così come non tutto ciò che è naturale è commestibile ed è possibile utilizzarlo in un dolce, anche nei fitocosmetici non è scontato che tutto ciò che è naturale faccia bene al nostro organismo.

Per questo è necessario passare in rassegna quali sono le molecole che è possibile ritrovare nelle piante.

3.2.1 Metaboliti

Proprio come se volessimo preparare la nostra torta iniziamo ad osservare la ricetta: vi sono spesso degli ingredienti di base comuni a tutte le preparazioni.

Farina, zucchero, acqua, uova, ad esempio.

Così nelle piante vi sono alcune sostanze necessarie alla vita delle stesse che vengono detti metaboliti primari: queste, come zuccheri e cellulosa, sono presenti in tutte le piante e spesso, tralasciando alcuni casi particolari, non sono molto importanti nella produzione di un cosmetico. Non rendono speciale la torta!

Cosa rende grande un pasticciere?

Utilizzare un ingrediente secondario particolare, dotato di un particolare profumo o sapore.

Nel caso dei fitocosmetici stiamo parlando della scelta di opportuni metabolismi secondari, tipici di una pianta e non di un'altra.

Da questi metabolismi si ottengono gli elementi che rendono speciali ed efficaci alcuni fitocosmetici piuttosto di altri.

Vi sono numerose altre sostanze, altri ingredienti, che riprenderò quando analizzerò le singole piante.

3.2.2 Tannini

I tannini sono presenti nella corteccia di alcune piante ed hanno un'azione astringente, antidiarroica, antinfiammatoria e antibatterica.
Hanno dunque il ruolo biologico di difendere!
È fondamentale conoscerne la posizione e la concentrazione in quanto un errato dosaggio potrebbe provocare danni piuttosto che benefici.

3.2.3 Acidi

Gli acidi, e ci aiuta il nome, sono sostanze con pH inferiore a 7. Sebbene l'acidità sia considerata comunemente come sgradevole o negativa, in realtà non è necessariamente dannosa per il nostro organismo: il succo di limone, detto acido citrico, viene spesso usato in ambito salutistico o cosmetico.

Sono molto interessanti in quanto dotati di numerosi effetti tra cui quello idratante e quello depigmentante: quest'ultimo è legato all'interazione con le macchie cutanee in zone con elevata concentrazione di melanina. Queste macchie dette discromie possono avere diversa origine, dall'esposizione alle radiazioni fino all'alimentazione, e diversa natura. Parliamo infatti di discromie considerando tali lentiggini, melasma, macchie solari e macchie senili. Gli acidi possono favorire l'effetto sbiancante.

3.2.4 Flavonoidi

I flavonoidi presentano un caratteristico colore giallo/bruno, da cui il nome. Posseggono varie proprietà tra cui quella antiossidante.

3.2.5 Glicosidi

I glicosidi, come si può dedurre dal nome, sono sostanze composte principalmente da zucchero: in realtà si suddivide la sostanza in due parti di cui una zuccherina detta glicone e una non detta aglicone. Per essere utilizzati i glicosidi devono essere miscelati con acqua e liberano le loro molteplici proprietà. Li ritroverai più avanti nelle ricette.

3.2.6 Alcaloidi

Caffeina e nicotina sono sostanze con un grande potere sul nostro organismo e l'esperienza personale di tutti può confermare: tecnicamente sono chiamate alcaloidi e vanno dosate con attenzione per evitare sovradosaggi pericolosi. Sono queste sostanze basiche.

3.2.7 Oli

Anche gli oli sono oggetto delle nostre ricette. Hanno caratteristiche specifiche che si adattano a differenti esigenze.

3.2.8 Oli essenziali

Sono presenti in piccole quantità soprattutto nei fiori e sono tutti degli eccellenti antibatterici. Possono irritare la pelle se usati in grandi quantità, per questo ancora una volta è importante il dosaggio.

3.2.9 Burri

Anche i burri, come gli oli, sono grassi e si presentano allo stato solido a temperatura ambiente (circa 20 °C). Sono molto utili in preparazioni cosmetiche con azione protettiva e ammorbidente.

3.2.10 Cere

Le cere presenti principalmente sulle foglie, come fonte energetica della pianta, vengono utilizzate come strutturanti nella creazione di un cosmetico fornendo particolare consistenza al prodotto in modo da facilitarne l'uso.

3.2.11 Fitoestrogeni

I fitoestrogeni sono capaci di svolgere la stessa funzione degli estrogeni steroidei, ma con un effetto più debole. Nonostante ciò, spesso vengono utilizzati come valida alternativa.

I fitoestrogeni possono essere suddivisi in particolari categorie, dagli isoflavoni (presenti nei legumi) ai lignani (presenti nei cereali) ma tutti vengono utilizzati con un unico scopo: ritardare l'invecchiamento della pelle. Infatti, una riduzione del tasso di estrogeni nel corpo favorisce la formazione di rughe e rende la pelle secca.

Questi amici della giovinezza sono presenti in moltissime piante, anche molto comuni: salvia, ginseng, luppolo, melograno, gelso e trifoglio.

Indipendentemente dall'origine tutti i fitoestrogeni hanno capacità antiossidanti, favorendo la produzione di collagene, e rassodanti.

Con un corretto dosaggio è possibile utilizzare i benefici dei fitoestrogeni anche regolando la secrezione sebacea e combattere acne o dermatite.

4 Capitolo – La raccolta dei vegetali

4.1 Il tempo balsamico

La parte più divertente della preparazione di un fitocosmetico è il tempo trascorso tra le piante, immersi nella natura alla ricerca degli ingredienti necessari.

Per potersi avventurare è importante conoscere alcuni concetti legati alla natura delle piante che non sono molto diversi a quelli che già conosciamo riguardo la frutta, ad esempio.

Alcuni frutti vanno raccolti in alcuni periodi particolari dell'anno per garantire un ottimo sapore e buoni contenuti di vitamine, etc.

Lo stesso vale per le piante ad uso officinale.

Queste vanno raccolte quando è massimizzata la presenza di principio attivo e ciò avviene in un periodo detto tempo balsamico, che varia ovviamente di pianta in pianta ma che è possibile intuire già classificando le piante in base alle loro caratteristiche fisiche.

Parliamo di:

- TALLOFITE senza fusto, dove fusto, foglie e radici non sono distinte;

- TALLOFITE ETEROTROFE, come funghi, ficomiceti, eumiceti;
- CORMOFITE, dove radice, fusto e foglie sono differenziate;
- BRIOFITE, in prevalenza muschi;
- PTERODIFITE, specialmente felci;
- ANTONFITE, dette anche Fanerogame o Spermatofite ovvero piante con seme;
- GIMNOSPERME, oppure conifere;
- ANGIOSPERME, ovvero piante con fiori visibili;
- SCHIZOFITE, degli organismi unicellulari con riproduzione per scissione;
- CIANOFICIE, o alghe azzurre sono degli organismi antichi di milioni di anni;
- SCHIZOMICETI, ovvero batteri e virus;

La natura della pianta gestisce anche il rapporto con il sole: sappiamo tutti che le piante si nutrono di acqua e sostanza presenti nel terreno ma che hanno bisogno dell'energia solare per produrre clorofilla e dei principi attivi.

Cosa influenza, però, i principi attivi presenti nelle piante?

4.2 Cosa influenza i principi attivi delle piante

Abbiamo già detto che la parte della pianta interessante nella fitocosmesi viene chiamata droga: la droga presenta la maggior concentrazione di principi attivi che, nel loro insieme, prendono il nome di fitocomplesso.

Se un principio attivo ha uno o più scopi specifici, il fitocomplesso non può essere isolato, ma va guardato nel complesso del suo intervento nel metabolismo della pianta: non è possibile pensare, quindi, di separare i principi attivi e non guardare al fitocomplesso durante la preparazione del fitocosmetico.

Di fatti, come faceva la medicina tradizionale, bisogna sempre somministrare la droga nel suo insieme, senza divederla in parti, per essere sicuri dell'efficacia o dell'effetto ottenuto.

Vi sono alcuni fattori che possono condizionare i principi attivi presenti nelle piante:

1. La selezione che può essere naturale oppure indotta dall'uomo può condizionare o modificare contenuto e qualità del principio attivo;
2. Le condizioni esterne ovvero luce, umidità, temperatura, altitudine e latitudine;

3. Le condizioni del terreno, in termini di flora e fauna: ogni pianta interagisce con le altre ma anche con gli animali;
4. Possibilità di ibridazione: ovvero quando una pianta viene ottenuta da due diverse d'origine. È il caso della menta piperita, ottenuta tramite l'ibridazione tra la menta acquatica e quella viridis;
5. Mutazione genetica della pianta, ancora una volta indotta dall'uomo o naturale (semplice evoluzione);
6. Il tempo balsamico, cioè in che fase di sviluppo si trova la pianta.

5 Capitolo – Riconoscimento delle Piante Officinali

Entriamo finalmente nello specifico dell'attività pratica: dopo aver imparato il necessario su come individuare una pianta, su cosa siano i principi attivi, la droga e il tempo balsamico possiamo osservare alcuni esempi di piante con le relative informazioni.

Le indicazioni sui tempi di raccolta e su dove sono presenti i principi attivi ti aiuterà nel caso volessi provare a produrre un nostro fitocosmetico sin dalla raccolta della pianta.

Noi tutti siamo abituati a vedere le nostre città nei loro aspetti più metropolitani.

Il caos del traffico e gli impegni frenetici ci distraggono dai dettagli che le città nascondono ad occhi troppo distratti.

Quello che viviamo quotidianamente sono strade d'asfalto, palazzi di cemento, automobili d'acciaio, luci accecanti, pubblicità confuse, rumori dissonanti, odori acri.

Tutto ciò impegna e distrae i nostri sensi da aspetti inconsueti sempre esistiti e mai percepiti.

Questa sezione ha l'ambizione di metterti in condizione di osservare gli aspetti più poetici e più vivi delle nostre città.

Elementi che possono sembrarci casuali, come il verde non curato al lato della strada, o una pianta innestata nella fessura del cemento, ma che rendono le nostre città più interessanti di quanto non immaginiamo.

Le foglie di tre Pioppi Tremolo, lì davanti, imitano il soffuso rumore del rompersi delle onde in un mare di burrasca e tutto si trasforma: "siamo ancora a Roma?".

Quanti Platano Acerifolia accompagnano la strada e quella Quercus Ilex da sempre uguale al centro della omonima piazza sorpresa tra i vicoli stretti!

Sul pilone del Ponte Sublicio ha trovato vita un esile Ficus Carica e più giù, sulla sponda, fiero sovrasta un Salix Alba, discendente di un antico bosco che ricopriva il Viminale. Il Taraxacum Officinalis è sfiorito ed appare negletto sul finire del marciapiede, lui che tanta importanza assume nella fitoterapia, ma il soffione che l'ha seguito è, ad osservarlo bene, ancora più intrigante.

Scende una cascata di Capperis Spinosa con i fiori violacei a ciuffo interrotti dai mattoni rossi delle Mura Vaticane. Su in alto, il Cedrus Libani fiero s'accompagna con il Pinus Pinea ed il Cupressus Sempervirens essenza originaria della nostra penisola.

Entriamo adesso nello specifico.

Occorre partire dalle specie a cui appartengono le piante, i diversi generi in cui le possiamo trovare.

"Riconoscere una pianta ci insegna a rispettarla e ci infonde un senso di amore e di meraviglia."

5.1 Le Conifere

Le Conifere sono Gimnosperme (con ovulo non compreso nell'ovario) anemofili con fiori monoici (differenziati in maschili e femminili) e foglie aghiformi.

5.1.1 Tre famiglie di conifere

Le specie di conifere presenti e naturalizzate in Italia sono raggruppate in tre famiglie:
1. Taxacee, costituita da un'unica specie la Taxus Baccata;

2. Pinacee che annoverano le specie Abies, Picea, Larix, Pinus,

3. Cupressacee con i generi Cupressus e Iuniperus.

All'ordine delle Conifere appartengono gli alberi viventi più grandi e più vetusti come ad esempio la sequoia della California (4.000 anni).

5.1.2 Il Riconoscimento delle piante

Il primo approccio con una pianta è quello visivo.

Certamente l'osservazione di una pianta è più semplice dell'osservazione di un animale, che si nasconde, si muove, fugge. Ai nostri occhi le piante sembrano immobili.

Ma non è così! Le piante si muovono, sia singolarmente, che collettivamente, attraverso la colonizzazione di interi scenari e panorami.

La scelta, apparentemente passiva, che una pianta compie nel crescere, modificare e subire un determinato ambiente e le sue caratteristiche principali (vento, umidità, luce..) ci possono sicuramente aiutare a conoscerla più profondamente.

Per questo le piante vanno conosciute e riconosciute nel loro ambiente naturale.

Proviamo ad introdurre una nuova definizione: Etologia Vegetale.

L'Etologia Vegetale puo' essere definita come l'osservazione del comportamento di una pianta.

Come dicevamo prima, l'osservazione di un vegetale puo' essere di diversi tipi. Vediamone alcune.

5.1.3 Osservazione olfattiva, osservazione tattile e osservazione visiva

L'osservazione olfattiva è quella che, spesso, ci permette di capire di che pianta si tratta: anch'essa ha bisogno di abitudine ed esperienza.

L'osservazione tattile è, tra le analisi organolettiche, la meno considerata, anzi, spesso non contemplata, ma più che per il riconoscimento della specie, ci può aiutare ad individuare o confermare la presenza di alcune sostanze farmacologicamente utili quali ad esempio le mucillagini. Queste non hanno odore, non hanno colore, non hanno forma, ma stropicciando una foglia di piantaggine o il bocciolo floreale della malva, ci si può rendere conto dell'effetto tattile che si percepisce: appiccicoso e umido.

L'osservazione visiva ci riporta alla probabile presenza di alcune sostanze attive: gli antocianosidi sono viola come i frutti di mirtillo nero, mirtillo rosso, mora di rovo, mora di gelso o come i fiori di Malva, di Carcadè o il pericarpo del frutto della melanzana; i flavonoidi (flavus=giallo) come i fiori di calendula, camomilla, iperico, scorze di frutti come arancia, limone resine cerose come il Propoli.

Tutte queste osservazioni sensoriali ed altre, ci aiutano a riconoscere e comprendere più intimamente l'identità di una pianta e di alcuni suoi principi attivi.

Nel mondo moderno, molte delle tradizioni mediche sono andate perdute, mentre molte altre sono state riscoperte di recente ed analizzate con criteri scientifici evoluti.

Vi sono due concetti che sono rimasti inalterati e anche la sensibilità a riguardo è aumentata sempre più. La prima è legata alla correlazione tra ambiente e malattie che si sviluppano in quel determinato ambiente e l'altro è l'unicità del dell'individuo.

La circolazione delle informazioni a livello globale ha subito negli ultimi tempi una rivoluzione perché viaggia a velocità impressionante. La diffusione di conoscenza e di idee che viaggiano velocemente proprio come viaggiano e si diffondono nel mondo moderno anche le malattie.

Molte culture sono state sterminate non dalle armi fisiche dei coloni, quanto più dalle malattie, anche banali, che i coloni portavano con sé e a cui le civiltà indigene non erano preparate.

Malattie per le quali non avevano sviluppato anticorpi, perché sconosciute.

A complicare ancor di più le cose c'è poi il dato che le malattie si adattano più velocemente dell'uomo e dei suoi anticorpi all'ambiente circostante. Non solo dal punto di vista genetico, ma anche e soprattutto dal punto di vista culturale. È proprio quest'ultimo aspetto che condiziona principalmente l'insorgere di patologie alle quale gli organismi complessi, come l'uomo, gli animali e le piante, non riescono ad opporsi con il proprio sistema immunitario.

Le piante qui descritte sono raccolte in base all'habitat naturale in cui esse nascono.

Delle piante analizzate ti darò informazioni non solo su come riconoscerle e soprattutto dove trovarle, ma anche sulle loro funzioni principali e le proprietà curative per la salute di tutto l'organismo.

❖ PINO | Pinus pinea

Nel 1961 il Pino domestico fu eletto albero simbolo dell'Italia. È diffusissimo in tutta Roma. Tra i Pini quelli nostrani ricordiamo, inoltre, il Pino d'Aleppo, il pino marittimo (vicino al mare) il pino nero, il pino silvestre, il pino mugo, il pino cembra (sui monti).

❖ CEDRO DEL LIBANO

Spontaneo, ma raro sui monti del Libano, è molto più diffuso a sud dell'Asia Minore nelle catene del Tauro e Anti-Tauro. Il suo legno fu usato in Siria e in Fenicia per la costruzione delle navi tant'era considerato incorruttibile che i Latini per indicare una cosa degna di essere immortalata dicevano *digna cedro*.

"Cedro" deriva dal greco Kedros, nome di diverse piante resinose. Sin dall'antichità è stato simbolo di grandezza, di saggezza e di durata. Spesso fu confuso con il Ginepro rosso. La sua resina, molto caustica, venne usata per imbalsamare i morti. Oggi i germogli, in gemmoterapia, si usano nell'eczema secco e per calmarne il prurito.

❖ ABETE

Originaria dell'America settentrionale, la Pseudotsuga douglasii è stata introdotta in Europa nel 1827 ed ha assunto importanza nei rimboschimenti. E' presente in parchi e giardini che abbellisce con il suo portamento ed il suo colore. Le foglie se sfregate emanano un profumo simile all'erba cedrina.

Il genere Abies conta 40 specie distribuite nelle zone temperate dell'emisfero nord. Molto diffuso nelle

nostre regioni è l'abete bianco (Abies alba): in gemmoterapia si usa per favorire il fissaggio del calcio nelle decalcificazioni ossee, nelle ipertrofie ghiandolari, carie dentarie, piorrea. La resina citata dal Mattioli (1566) veniva utilizzata per dolori di testa e venduta con il nome di Trementina di Strasburgo.

Al genere Picea appartiene l'Abete rosso (Picea excelsa) unica specie presente da noi tra le 40 circa presenti nell'emisfero nord. Chiamato anche Peccio si trova spesso in foreste insieme all'abete bianco A prima vista vi si differisce per i rametti che sono rivolti verso il basso, cadenti e per il colore del tronco piuttosto rosso.

L'abete rosso è l'albero autoctono più alto in Europa e può superare i 60 metri d'altezza vivendo 4 o 5 secoli.

La sua resina, oggi in disuso, veniva utilizzata dai contadini in unguento per le contusioni, slogature, dolori articolari ecc.

❖ L'ALBERO DI GIUDA

Uno dei più begli alberi della flora mediterranea. Il suo nome, probabilmente è derivato da Giudea, poiché nell'attuale territorio di Israele l'albero è molto comune. Erroneamente si può pensare a Giuda Iscariota sui quali rami, qualcuno dice, si sia impiccato.

Cercis significa "spola" (bobina di filato) riferendosi al frutto che somiglia a questo strumento.

È originario del Mediterraneo orientale, poi diffuso sulle coste dell'Europa meridionale.

Sono i suoi fiori a renderlo così attraente: rosa porpora, spuntano prima del fogliame sulla nera corteccia in marzo.

Sono buoni da mangiare crudi in insalate o fritti in pastella.

È un alberello che fa una buona ombra in estate poiché il fogliame è fitto, ma specie per la sua chioma fiorita, viene utilizzato lungo le strade ed i viali. A Roma, tra l'altro sono presenti in Via Cola Di Rienzo.

❖ **AILANTO**

Albero originario della Cina quasi naturalizzato ed infestante può raggiungere 20-25 mt d'altezza. Non si fa gradire per l'odore nauseabondo che emana soprattutto alla fioritura e per la sua invadenza in quanto i suoi polloni possono uscire dalla terra a decine di metri dal ceppo. Inutilmente si tentò di utilizzarlo nell'industria della seta che come il gelso ha foglie che sono cibo per un Bombix (bruco della seta). Contiene un succo irritante che può provocare delle eruzioni cutanee. Non ha neanche interesse farmaceutico, ma viene usato in omeopatia ed usato nella scarlattina, difterite ed emofilia. Si utilizza, anche come insetticida per pidocchi e acari delle piante: all'infuso delle foglie per 24 ore ci si unisce del sapone e si usa come polverizzazione. E' utile per trattenere i terreni pendenti e mobili o in via di erosione come gli argini di torrenti o lato di strade scavate.

❖ ROBINIA

Può raggiungere 20-25 metri d'altezza. Nel 1601 venne importato in Francia con semi provenienti dall'America settentrionale. Oggi è molto diffuso nell'Africa settentrionale, Europa, Nuova Zelanda e Asia temperata. Naturalizzato in Italia è famoso in erboristeria per il miele che le api producono con il nettare dei suoi fiori bianchi e che possiede un gusto particolarmente delicato. Anche nell'aspetto è singolare, infatti non cristallizzando, si presenta fluido e chiaro e per questi motivi ricercato e molto apprezzato.

Viene piantato lungo i bordi delle strade, ferrovie ecc. poiché trattiene con i suoi polloni i terreni friabili e franosi.

I fiori sono calmanti, antispasmodici, colagoghi, ma tutta la pianta presenta una sostanza leggermente tossica simile alla ricina del ricino. Essi sono utilizzati in liquoreria, profumeria e tingono leggermente di giallo come pure il legno che fu utilizzato per piccoli utensili grazie alla sua resistenza e duttilità.

❖ CAPPERO

Piantina molto diffusa nelle nostre regioni centro-meridionali e isole cresce nei luoghi aridi e rocciosi e per questo presente in città sui muri dove trova condizioni analoghe molto longevo, pare che possa vivere anche 100 anni.

I fiori presenti da giugno a settembre sono profumati, specie di notte e hanno stami numerosi e molto lunghi.

Galeno nel II secolo cita la sua radice per guarire la milza e il fegato, gli spasmi, le ulcere e il mal di denti. Nel 1751 rientra nei "5 aperitivi minori" nell'olio di scorpione composto ed altre formulazioni di farmacisti dell'epoca.

Nonostante tante lodi ora è caduto in disuso a torto. Mancano degli studi moderni, ma se ne può dedurre dagli antichi autori virtù diuretiche, toniche, leggermente astringenti. Nelle isole Baleari si usa ancora come amaro e diuretico e per aumentare l'appetito. Si può preparare un vino tonico per le difficili digestioni, anemia, debolezza generale: macerare per 8 giorni 40 g della corteccia di radice in 1 lt di vino rosso e bere 1 bicchiere da liquori ai pasti.

Il cappero fu coltivato già anticamente in tutto il mediterraneo per i suoi frutti per le sue qualità da condimento, come aperitivo e digestivo.

❖ IPPOCASTANO

Raggiunge i 20-25 mt di altezza. I fiori bianchi a grappoli piramidali eretti, terminali, appaiono ad aprile-maggio.

Il frutto appare come una capsula verde sferica di circa 6 cm che si divide in tre valve e contiene 1-2 grossi semi, scuri e lucenti: i Marroni che si maturano in settembre-ottobre.

L'ippocastano si distingue facilmente dal castagno per la forma delle foglie: ognuna divisa in 5-7 foglie che partono dallo stesso punto (foglie palmate) rispetto a quelle del castagno che sono intere.

Accenniamo solo ad alcune proprietà farmacologiche dei frutti per motivi di spazio. In tintura madre si dà per problemi emorroidali: il principio attivo Escina di cui si conoscono bene i meccanismi, esercita sulle vene un'azione vasocostrittrice favorendone la distensione e facendo cessare le emorragie associate.

Per uso esterno si può utilizzare in varie forme galeniche (pomate, lozioni ecc.) per emorroidi e varici. E' pure indicato nei ristagni microcalcolatori e per questo gli estratti di ippocastano trovano impiego nella preparazione di cosmetici coadiuvanti nel trattamento della cellulite o nelle pelli tendenti alla couperose o nei casi di ristagno linfatico e venoso dei piedi e delle gambe.

❖ CAROTA

La carota comune appartiene alla stessa specie del D. carota di cui è una varietà selezionata dall'uomo. È distinguibile dalle numerose altre ombrellifere a fiori bianchi per la presenza di un piccolo fiore bordeaux al centro dell'infiorescenza che sembra un insetto.

Si usano le radici come digestivo, diuretico per eliminare l'acido urico, calmare gli spasmi vescicali. I frutti per i gas gastrici e intestinali.

❖ BORSA PASTORE e PIANTAGGINE

La borsa pastore prende il nome dalla forma dei frutti. Pianta erbacea comune nei prati e lungo i sentieri. E' Conosciuta in erboristeria per la sua attività che svolge sugli organi della riproduzione femminile: nelle emorragie uterine della pubertà e della menopausa e mestruo irregolare, ipotensione e antidissenterico. Se ne usano le sommità fiorite. Il periodo di raccolta va dalla primavera fino all'autunno. Le foglie giovani della rosetta basale si consumano come una qualsiasi altra verdura.

La piantaggine e un'erbacea che cresce anch'essa un po' ovunque e a volte infestante. E' un'ottima astringente, decongestionante, emolliente e depuratrice. Anch'essa, come la Borsa pastore viene usata in erboristeria nelle diarree e nell'emorragie. E' utile, anche, per preparare sciroppi nelle affezioni dei bronchi e dei polmoni. Le foglie lavate si possono applicare direttamente su piaghe e ferite prima della fasciatura favorendone la cicatrizzazione. Il decotto è uno dei rimedi migliori per gli impacchi su occhi infiammati ed irritati o come sciacqui del cavo orale nelle stomatiti o gengiviti.

❖ GINKGO BILOBA

Appartiene, come le Conifere, alle Gimnosperme con impollinazione anemofila.

Albero originario della Cina il cui genere comprende una sola specie ed è considerato un fossile vivente. La crescita avviene lentamente (10 mt in 30 anni) ed è dioica: i maschi sono più slanciati, mentre i femminili più tondeggianti. Il nome biloba proviene dalla divisione in 2 lobi della foglia.

Molto resistente al freddo (fino a -35° C). E' molto importante la sua azione medicinale grazie alle virtù dei suoi glicosidi sul sistema circolatorio: favorisce la fluidificazione del sangue arterioso prevenendo il formarsi di grumi e trombi piastrinici. Risulta efficace contro l'aterosclerosi e nelle altre patologie che ne conseguirebbero. Migliora la capacità mnemonica negli anziani e per uso esterno può essere vantaggiosamente utilizzato in varie forme galeniche contro vasculopatie periferiche con edemi e in cosmesi per le pelli tendenti alla fragilità capillare e nel trattamento della cellulite.

❖ STRAMONIO

Pianta erbacea cresce tra i ruderi e negli incolti. Fiori bianchi piuttosto grandi, campanulati sono avvizziti di giorno e si aprono soltanto la notte emanando un odore fetido. Le foglie sono penta-lobate a margine profondamente inciso, dentato. I frutti a capsula ovata sono coperti di fitti aculei.
È chiamata l'erba del diavolo o erba strega poiché usata dalle fattucchiere e negromanti per provocare allucinazioni. Tutta la pianta è assai tossica. Negli anni Settanta, sulla scia dei libri di Castaneda, venne usata incautamente. Lo Stramonio fu usato in sigarette antiasmatiche e anti-spasmolitico. Lo si impiega anche nella terapia del morbo di Parkinson e per uso topico nei dolori della sciatica e dei reumi.

❖ SALICE BIANCO

Esistono più di 300 specie e numerosissimi ibridi di Salice. L'albero più piccolo del mondo è un salice che bisogna cercare tra le erbe delle pasture alpine: Salix herbacea è un esempio di adattamento in condizioni estreme. Misura 7 mm di diametro con 40 cerchi annuali nella sezione del piccolo tronco, quindi di 40 anni. I salici sono diffusi dal mare fino alle montagne.

Il S. alba ha le foglie di un verde intenso scuro, argentate e villose sulle due facce poi, con il crescere, la parte superiore rimane glabra. Può raggiungere i 20-25 mt con rami eretti con angolo 30°-50°. Cresce lungo corsi d'acqua, paludi, boschi umidi in tutta Europa e più raramente nella regione Mediterranea. Anticamente le zone dell'Agro Pontino e in particolare Roma erano più umide e il salice era assai diffuso. I Romani lo chiamavano Vimen viminis. I suoi rametti decorticati e, dopo lunga macerazione, venivano utilizzati come oggi per la fabbricazione di cesti, panieri, legacci. Vimen ha ispirato il nome a uno dei colli di Roma: il Viminale, poiché un tempo era ricoperto di salici.

Conosciuto nell'antica Grecia da Plinio che lo raccomandava come anafrodisiaco e prima ancora da Dioscoride che ne elencava altre proprietà.

Le foglie e le gemme sono sedative anche a livello sessuale, curano le psoriasi e gli eritemi, ma la proprietà più nota è quella di combattere la febbre, le malattie dovute all'umidità e in particolare i reumatismi cronici.

La droga è rappresentata dalla corteccia (febbrifugo) e dalle foglie con meno intensità.

❖ LECCIO (QUERCIA)

Albero di medie dimensioni, può vivere più di 1000 anni, le foglie sono dentate, spinose, molto coriacee, di forma e dimenzione molto variabile, persistenti per 2-3 anni. La corteccia è rugosa-screpolata non sugherosa e non profondamente fessurata. I frutti sono delle capsule semisferiche con scaglie corte quasi uguali ed applicate. E' una pianta Mediterranea antichissima le cui ghiande dolci e commestibili erano molto apprezzate; venivano utilizzate per la preparazione del pane di quercia.

Ai pèiedi dell'aventino vi era un bosco di lecci dove, secondo la leggenda viveva la ninfa Egeria.

Plinio scriveva che sul Vaticano, soprannominato il Colle degli Indovini, si levava un Leccio più antico della Città e recava un'iscrizione su bronzo in caratteri etruschi.

Col tempo divenne simbolo funesto dato il fitto fogliame scuro che non lascia passare i raggi solari.

La corteccia è ricca di tannini utilizzati per la concia. E' il migliore legno per fare il fuoco.

❖ CORBEZZOLO

Piccolo albero fino a 12 mt dai giovani rami rossastri e pelosi. Le foglie sono alterne e coriacee, ellittiche, appuntite, appena dentate e verde scuro superiormente. I fiori sono bianco crema e i frutti rossi e rugosi: maturi da ottobre a gennaio assieme ai fiori. Tipico della regione Mediterranea è comune nelle leccete e sughere. E' un'essenza resistente agli incendi. E' tradizionalmente considerata una delle piante solstiziali poiché i suoi fiori bianchi e i frutti arancioni-rossi sono presenti contemporaneamente nel periodo del solstizio d'inverno come il colore dell'alba e quello dorato del sole nuovo, destinato a crescere sull'orizzonte. Con il colore verde delle foglie, evocò nell' '800 la bandiera italiana così nel periodo Risorgimentale il Corbezzolo divenne il simbolo dell'unità nazionale.

Il termine Unedo deriva dalla consuetudine dei Romani di chiamarlo Unum edo "ne mangio uno solo" per indicare quanto fosse poco appetitoso il suo frutto anche se zuccherino. Se ne preparano bevande gradevoli oltre che diuretiche, marmellate e canditi. Le foglie ricche di tannini, astringenti e antisettiche, si possono utilizzare come quelle dell'Uva ursina. Il Corbezzolo è una pianta mellifera da cui le api traggono il nettare per produrre un miele caratteristicamente amaro i cui benefici sono apprezzabili nelle affezioni dell'apparato respiratorio (asma nei bambini).

❖ IBISCO

Alberello molto ramificato che può raggiungere i 4 mt con foglie ad accentuato popliformismo. Il genere Hibiscus comprende moltissime specie erbacee, arbustive ed arboree. In erboristeria vengono venduti i fiori rossi di Karkadè (Hibiscus sinensis) che sono utilizzati per tisane e bevande dal gradevole gusto leggermente agro. Hanno un'azione diuretica e sono ricchi di vitamina C.

❖ ALBIZZIA

Albero di piccole e medie dimensioni che raggiunge un'altezza massima di 12-15 mt. Il suo nome deriva dal naturalista italiano Albizzi che la catalogò. È originaria dei climi caldi dell'Asia occidentale. Le foglie sono simili a quelle della mimosa ed i fiori piumosi sono riuniti in racemi di colore rosa-arancio. Viene coltivata a scopi ornamentali.

❖ LE PALME

Le palme sono monocotiledoni comprendenti circa 3.400 specie di piante arboree tropicali e sub tropicali. Il frutto è una bacca o una drupa. I semi sono ricchi di albume a volte oleoso. Si dividono in tre gruppi:

- frutto coperto da squame embricate-aderenti
- frutto nudo e foglie a ventaglio
- frutto nudo e foglie lunghe e pennate

In Europa è spontanea una sola specie: la Palma nana (Chamaeropsh umilis) presente in Sicilia, Sardegna, Campania e Circeo. Tutte le palme forniscono fibre: dalla Palma nana si ricava il crine vegetale per la fabbricazione di corde e cappelli; da quelle della noce del cocco sacchi e stuoie; dalla Hyphaene thebaica si estrae l'avorio vegetale per l'industria dei bottoni; dalla Elaeis guinensis (Africa equatoriale) si ricava l'olio di palmisto per saponi o margarina; dalla polpa del cocco si ricava il burro di cocco o olio di Copra che, raffinato, è commestibile; dalle foglie di Copernicia cerifera si estrae la Cera Carnauba usata in cosmesi. Da molte palme si estrae lo zucchero dalla cui fermentazione si ottiene il vino di palma (Arenga accarifera, India); dalla Areca catecù o Palma betel (Malesia) si ricavano prodotti narcotici.

A Roma sono molto diffuse le palme da dattero: Phoenix canariensis. Il termine Phoenix venne usato da Teofrasto, naturalista greco, ad indicare la fenicia, regione di origine delle palme da dattero.

❖ ACERO RICCIO

Gli aceri si distinguono dal genere Platanus fondamentalmente per la morfologia delle gemme che negli aceri sono opposte. Allo stato spontaneo in Italia sono presenti sei specie: A. campestre, lobelii, monspessulanum, opalus, platanoides, pseudo-platanus tutti con foglie a forma palmato-lobata. Tra le specie introdotte troviamo l'Acero negundo, originario del nord America con foglie composte di 5 foglioline diffuso per ombreggiare viali e piazze. L'Acero saccarinum, della parte orientale di Usa e Canada, produce un succo contenente dall'1% al 4% di saccarosio (sciroppo d'acero), usato già dagli Indiani d'America.

❖ RICINO

Pianta erbacea o arbusto lignificato alto da 1 a 2 metri dal fusto cavo o fibroso verde o rosso-violetto dall'aspetto ceroso. Le foglie sono grandi, palmate con lo stesso colore del fusto. I fiori sono riuniti in pannocchie e i frutti sono capsule che in alcune varietà sono coperti di peli irti e radi e in altri glabri. Tali frutti contengono semi allungati velenosi, forniti da un'escrescenza costituita da grassi.

Coltivata sin dagli albori dell'umanità, per i suoi semi oleaginosi. Nonostante la fitotossina velenosa e l'alcaloide che contiene, l'olio del seme (55%), ottenuto per spremitura quindi bollito per eliminare le sostanze tossiche, è ricercato nell'industria cosmetica. Ha una leggera azione irritante che favorisce la crescita dei tessuti cornei.

❖ CANNA DI PROVENZA

Pianta perenne spontanea e frequente nei terreni umidi e paludosi. Alta 3-4 mt con internodi cava, foglie tipiche delle monocotiledoni inguainanti. Il pennacchio è l'infiorescenza. La droga è rappresentata dal rizoma che ha un aroma che ricorda la vaniglia. Ha proprietà diuretica e diaforetiche. Si usa l'infuso, la polvere o la tintura madre.

❖ TAMERICE MAGGIORE

Arbusti molto belli con ramoscelli gracili, sottili che ricordano quelli dell'erica. Appartengono a un genere rappresentato da circa 75 specie, la maggior parte est mediterranea. Sono adatte sia per la loro morfologia (foglie senza stomi nella pagina superiore) che per la loro attitudine a crescere in terreni poveri in condizioni climatiche estreme (caldo-secche) o suoli salati.

Sono ricche di tannino. Il decotto dei ramoscelli giovani è utile contro le emorragie, flussi intestinali, leucorrea. Si consiglia l'uso esterno per sciacqui della bocca contro il mal di denti.

La gemmoterapia la usa nelle anemie agendo sulla milza.

Una specie della penisola del Sinai produce, sotto l'effetto di una puntura di una cocciniglia, una essudazione zuccherina che si secca e cade o rimane appesa all'albero in grosse lacrime (manna dei beduini) in cui molti autori hanno visto la manna del Vecchi Testamento. È molto nutriente.

❖ PIOPPO

Albero longevo dal portamento eretto affastellato alto 20-30 mt con corteccia grigio-bianca. I rami rugosi di un colore cenerino-nerastro. Foglie alterne ovali denticolate verdi lucenti. I semi lanosi e bianchi si sparpagliano nell'aria in maggio. Diffuso nei luoghi umidi e sabbiosi come spesso le salicacee.

La corteccia ha proprietà febbrifughe e le gemme anticatarrali, balsamiche e vaso costrittive.

Per uso esterno si prepara un unguento "Populeo" cicatrizzante, vulnerario, antiemorroidale e antiscottature.

Il legno, calcinato, costituisce il "Carbone vegetale" con proprietà assorbente e disinfettante intestinale.

❖ CICUTA

Famosa per essere stata somministrata a Socrate per ucciderlo è una pianta erbacea biennale molto diffusa negli incolti freschi, ombrosi, sassosi. Il fusto eretto, cavo, è maculato, da cui il nome della specie, da macchie rossastre. Le foglie delle piante giovani ricordano quelle del prezzemolo. L'odore è sgradevole. Velenosissima ad azione paralizzante conosciuta sin dall'antichità e utilizzata dai Greci per l'esecuzione capitale dei criminali.

❖ CELIDONIA

Bienne o perenne con fusto cilindrico eretto 30-80 cm fragile e peloso. Foglie alterne, pennatosette, frastagliate, a 5-7 lobi arrotondati di colore verde intenso. I fiori hanno 4 petali gialli. Fiorisce da maggio ad agosto. Lo stelo e le ramificazioni contengono un latice acre e viroso che è vescicatorio e viene usato per combattere verruche e calli.
Per uso interno, piuttosto tossica, ha proprietà sedative, purgative e diuretiche.
Cresce nei luoghi ombrosi dal mare ai monti.

❖ VITALBA

Arboscello rampicante con fusti flessuosi, lunghissimi (7-10 mt). Le foglie divise in 3-7 foglioline dentate. I fiori con 4 sepali bianchi disposti in pannocchia, più appariscenti è l'infruttescenza di acheni che si presentano piumosi. Fiorisce da maggio ad agosto.
La porzione aerea ha proprietà depurative, analgesiche e diuretiche. Per uso esterno si usa in linimento analgesico e revulsivo. Le foglie fresche triturate e introdotte nelle narici sono antiemicraniche.
Cresce un po' ovunque dal mare alle colline.

❖ ARCTOSTAFILOS UVA URSI L.

L'uva ursina, presente prevalentemente in zone montuose, trova il suo maggiore utilizzo in creme ad azione schiarente sulle macchie cutanee. Gli estratti di Uva ursina vengono, inoltre, impiegati in prodotti per il trattamento di pelli impure e seborroiche, come anche nella formulazione di deodoranti ascellari.
Droga: foglie;
Tempo balsamico: Luglio- Agosto;

5.2 Piante cosmetiche e tempi balsamici

❖ AESCULUS HIPPOCASTANUM L.

Viene utilizzato principalmente per la formulazione di creme, gel, lozioni per la pelle. La tecnica d'estrazione ideale è un decotto di qualche minuto dei frutti frantumati, la presenza di schiuma è dovuta alla saponina presente.
Droga: presente nei semi;
Tempo balsamico: novembre-dicembre;

❖ MALVA SILVESTRIS L.

La malva è una tra le piante maggiormente utilizzate sia in cosmetica sia medicina: l'abbondante mucillagine presente nelle foglie ne favorisce l'uso in tisana con relative funzioni rinfrescanti ed emollienti. Viene spesso inserita, con diversa percentuale, in molte preparazioni cosmetiche.
Droga: presente nelle foglie e nei fiori;
Tempo balsamico: giugno;

❖ ALOE VERA L. ALOE ARBORESCENS L.

Le Aloe adattano alle più differenti condizioni ambientali. Le specie più studiate ed utilizzate sia come integratori alimentari sia in cosmesi sono l'Aloe vera e l'Aloe arborescens. Interessantissime le loro proprietà curative che ancora formano motivo di studio.

L'Aloe vera è molto famosa e molto utilizzati sono i metaboliti primari della pianta, come gli zuccheri, che si presentano in forma di gel presenti nella foglia. Purtroppo, la difficoltà di lavorazione spinge ad utilizzare un enzima, la cellulase, che è in grado di liquefare il gel. Il prodotto liquido ottenuto viene inserito nel fitocosmetico.

Dall'aloe arborescens si ottiene un liquido lavorabile con facilità ma è chiaro che ogni prodotto venduto come gel d'Aloe non deve trarre in inganno. Non si tratta del gel estratto dalla pianta, ma di un prodotto lavorato e quindi inserito nei flaconi. Basta pensare al colore dei prodotti cosmetici, solitamente biancastri, mentre se tagliassimo una foglia di Aloe troveremo del liquido giallo-ambra.

Questo liquido stimola quello che si chiama il turn-over della pelle: questo effetto accelera il ricambio cellulare che fisiologicamente avviene in 28/35 giorni con l'effetto di fare apparire la superficie della pelle più compatta, minimizzando le rughe e, alla lunga, schiarendo le macchie ipercromiche che cominciano a comparire sulle pelli non più giovani.

Le foglie di Aloe vanno raccolte e lavorate in tempi molto brevi (15 minuti) senza esporle alla luce solare. Inoltre la pianta non dev'essere più giovane di 7 anni ed è preferibile evitare di raccogliere le foglie se è piovuto nei due/tre giorni precedenti: le foglie sono piene d'acqua e la concentrazione di principi attivi sarebbe alterata.

Droga: presente nel gel e nel succo delle foglie;

Tempo balsamico: clima secco temperato/caldo;

❖ ARNICA MONTANA L.

L'arnica nonostante il nome montana non è presente su tutto il territorio montuoso bensì esclusivamente lungo le Alpi. In tutta la pianta sono presenti elementi utili e tradizionalmente impiegati nei casi di contusioni o traumi mentre nella fitocosmesi rientra nei prodotti anticellulite.

Droga: presente in tutta la pianta;

Tempo balsamico: Luglio- primi di agosto;

❖ **BORRAGO OFFICINALIS L.**

Dai semi della borragine si ottiene un olio ricco di acido gamma linoleico (omega-3) e acido gamma linolenico: spesso viene utilizzato come alimento ma è possibile utilizzarlo con buoni risultati anche in caso di pelle secca e screpolata. Le foglie contengono sostanze utili per idratare, ammorbidire e lenire pelli irritabili per questo l'uso in fotocosmetica è molto comune.
Droga: presente nelle foglie e nei semi;
Tempo balsamico: marzo- aprile;

❖ **ECHINACEA PURPUREA L.**

Originaria del Nord America l'Echinacea purpurea viene utilizzata nelle formulazioni di prodotti cosmetici antirughe. Ha anche una buona capacità come cicatrizzante ma esclusivamente a livello cutaneo, ovvero ferite e lesioni molto superficiali.
Droga: nella radice;
Tempo balsamico: ottobre-novembre;

❖ BETULA ALBA L., BETULA PENDULA ROTH, BETULA PUBESCENS EHRHART

Le proprietà della betulla erano conosciute già nel XII secolo: il catrame che si ottiene dalla corteccia viene utilizzato per cicatrizzare e ripulire delle ferite. L'acido betulinico ottenuto può essere usato come ottimo antinfiammatorio mentre nel campo della fitocosmesi le proprietà della betulla si riflettono in capacità anticellulite e altamente drenanti per la pelle mente possono rinforzare il cuoio capelluto.

La betulla ha mille usi: può infatti essere utilizzata per purificare pelli grasse o vittime dell'acne. Questa pianta è davvero un ottima alleata dell'essere umano e della salute.

Droga: presente nelle foglie e nella linfa;

Tempo balsamico: aprile-settembre;

❖ CALENDULA OFFICINALIS L. CALENDULA ARVENSIS L.

La calendula è una pianta che può crescere anche spontaneamente, ma non è semplice da incontrare: il suo uso è noto da secoli contro piaghe, ulcerazioni, verruche, geloni, ecc.

In fitocosmesi viene utilizzata per la sua capacità lenitiva, purificante, idratante e rinfrescante. Un vero toccasana per la pelle che possiamo ritrovare in forma di tintura o estratto acquoso.
Droga: nelle foglie e fiori;
Tempo balsamico: marzo-settembre;

❖ ARCTIUM LAPPA L.

La bardana è la pianta depurativa per antonomasia e le preparazioni con il suo estratto svolgono un'efficace azione nei casi di acne, forfora e pelle impura.
Droga: presente nelle radici e nelle foglie;
Tempo balsamico: autunno, per le radici, mentre le foglie in primavera. Entrambe durante il secondo anno di vita della pianta;

❖ CENTELLA ASIATICA L.

Anche questa pianta, che cresce principalmente in India, ha come proprietà quella di rigenerare la pelle sia migliorandone l'elasticità sia favorendo la cicatrizzazione di ferite. Favorendo la produzione di collagene è molto indicata nei trattamenti di ulcere varicose.

Come possiamo utilizzarla in cosmetica? Per ridurre le smagliature, ad esempio, oppure è utile per le pelli delicate, arrossabili, o ancora nei preparati antiacne, dopobarba e dopo depilazione.
Droga: presente principalmente nelle foglie;
Tempo balsamico: estate;

❖ ELICHRYSUM ITALICUM L.

Abbiamo forse incontrato questa pianta durante le nostre vacanze estive: spesso, infatti, rivestono i costoni rocciosi nei pressi delle spiagge. Strofinando le foglie e i fiori si sente un forte odore di liquirizia: l'olio ottenuto ha elevate capacità antinfiammatorie, antistaminiche e rinfrescanti.
Droga: è presente nei fiori;
Tempo balsamico: giugno-agosto;

❖ FUCUS VESICULOSUS L.

Anche il Fucus è un'erba che è possibile incontrare nei pressi delle spiagge: bisogna immergersi nelle fredde acque dell'Oceano Atlantico e rintracciare un'alga dal colore bruno intenso. Ha notevoli capacità antinfiammatorie e protettive: migliora l'elasticità della pelle, stimola il metabolismo e per questo viene anche inserita in creme anticellulite.
Droga: presente in tutto il fusto;

Tempo balsamico: tutt0 l'anno;

❖ **EQUISETUM ARVENSE L.**

Utile rassodante, viene molto utilizzata nei prodotti per la cura del seno e del corpo evitando le smagliature: come molte altre piante con questa capacità anche questa, comunemente chiamata coda cavallina, è ricca di silicio, flavonoidi e colloidi. Possiede anche una leggera azione antinfiammatoria e anestetizzante.
Droga: prevalentemente nelle foglie;
Tempo balsamico: aprile-luglio;

❖ **EDERA HELIX L.**

Se in cosmesi viene utilizzata quasi esclusivamente in combinazione con altre piante, la sua principale proprietà è quella di migliorare la microcircolazione risultando molto indicata conto gli edemi e ristagni linfatici.
Droga: foglie;
Tempo balsamico: tutto l'anno;

❖ HYPERICUM PERFORATUM L.

L'uso di questa pianta deriva da una tradizione agreste per le sue proprietà curative nonostante possa provocare dei problemi se ingerita. Ha notevoli virtù, soprattutto nella riduzione di rughe, arrossamenti e scottature: proprio per questo viene utilizzata sotto forma di oli o creme che vengono spalmate sul corpo. Per uso esterno non presenta alcuna tossicità.
Droga: sommità fiorite;
Tempo balsamico: giugno-luglio;

❖ HUMULUS LUPULUS L.

Cosa è possibile produrre con il luppolo? La birra, certo, ma che altro? L'olio essenziale ha delle proprietà importanti che ne favoriscono l'utilizzo in farmacologia e cosmetica dove la percentuale di luppolo, rispetto a quella utilizzata nella birra, è notevole. Viene spesso utilizzato per produrre creme o latti per il viso e il corpo poiché contrasta la riduzione di estrogeni: come abbiamo già visto questa riduzione comporta, spesso per le donne in menopausa, la creazione di rughe e secchezza della pelle. Viene dunque utilizzato per tonificare e ammorbidire l'epidermide oltre che per le sue capacità antibatteriche.

Droga: coni femminili ;
Tempo balsamico: luglio- agosto;

❖ MALVA SILVESTRIS L.

La malva è una tra le piante maggiormente utilizzate sia in cosmetica sia medicina: l'abbondante mucillagine presente nelle foglie ne favorisce l'uso in tisana con relative funzioni rinfrescanti ed emollienti. Viene spesso inserita, con diversa percentuale, in molte preparazioni cosmetiche.
 Droga: presente nelle foglie e nei fiori;
Tempo balsamico: giugno;

❖ MENTHA PIPERITA L.

Anche la menta come il luppolo è famosa per i suoi usi alimentari: l'aspetto aromatizzante e rinfrescante che la rende preziosa nella produzione di bevande è altrettanto importante in cosmesi. Ha notevoli capacità antiossidanti oltre a venir utilizzata per conferire aroma e freschezza ai prodotti.
Droga: foglie;
Tempo balsamico: primavera – estate;

❖ ROSA DAMASCENA

Questa tipologia di Rosa veniva molto usata nei paesi musulmani come antistress e analgesico. È probabilmente un ibrido tra rosa gallica e rosa canina i cui petali vengono raccolti all'alba, ancora bagnati di rugiada, e utilizzati principalmente in profumeria. L'acqua di rosa viene anche utilizzata in cosmesi perché molto rinfrescante e tonificante.
Droga: fiori;
Tempo balsamico: nei periodi di fioritura;

❖ ROSMARINUS OFFICINALIS L.

Il rosmarino ha molteplici usi: se quelli alimentari sono noti ai più quelli cosmetici invece sono stati dimenticati. Le proprietà, però, sono numerose e già gli antichi romani lo utilizzavano: è antiossidante, tonifica se presente negli oli per massaggi mentre può purificare la pelle da forme di acne.
Droga: nelle foglie;
Tempo balsamico: giugno;

❖ URTICA DIOICA L.

Nonostante sia una pianta dal grande potere urticante, chi da bambino non ha pianto perché toccato dall'ortica?, ha notevoli utilizzi sia in cosmesi sia in cucina. Le foglie vengono utilizzate, ad esempio, nella preparazione di shampoo e prodotti per la cura del cuoio capelluto grasso.
Droga: nelle foglie, se raccolte in fioritura, altrimenti nello stelo e nelle radici;
Tempo balsamico: aprile-settembre;

❖ VACCINIUM MYRTILLUS L.

Le proprietà del mirtillo sono note: ha un effetto benefico sulla circolazione sanguigna, svolgendo un'azione rinfrescante e lenitiva. L'uso alimentare è piuttosto efficace, succhi e/o concentrati di mirtillo, ma anche l'uso cosmetico risulta utile: spesso vengono prodotte creme dai colori molto invitanti ed estremamente fresche.
Droga: presente nei frutti, ovvero bacche;
Tempo balsamico: giugno-agosto;

6 Capitolo – Le materie prime per l'autoproduzione cosmetica

Una componente essenziale dei cosmetici è costituita dai lipidi, ovvero i grassi che le piante conservano come riserva energetica. Non tutti i grassi sono uguali, non hanno le stesse proprietà e non si mostrano con la stessa faccia: inoltre non è vero che i grassi sono tutti cattivi. Nel prossimo paragrafo conosceremo meglio le cere, i burri, gli oli, etc.

6.1 Cere

Le cere hanno una composizione chimica che le fornisce alcune proprietà importanti: nessuna cera può irrancidire, anzi, la presenza di una buona dose di cera protegge il cosmetico ed evita che questi vada a male. Da un punto di vista tecnico forniscono poi altri vantaggi: nelle creme sono utili per fornire consistenza, negli unguenti forniscono protezione alla pelle mentre nel make-up compattano le polveri colorate che compongono il cosmetico.

Tra le cere più famose ricordiamo quella di Jojoba, la Carnauba, la Candelilla oltre alla più nota di tutte: la cera d'Api. Ma in cosa differiscono?

La cera di Jojoba è una cera liquida che si ricava dalla pressione dei semi della pianta, tipica delle zone semi-desertiche del Nord America. Viene molto utilizzata per proteggere i capelli fortemente esposti alla luce solare e ai lavaggi, sia in mare che in piscina. Questa tradizione d'uso arriva da molto lontani: già gli indiani d' America la utilizzavano per proteggere i capelli, donando lucentezza e morbidezza. Può essere anche utilizzata per guarire e rinforzare le unghie.

La cera Carnauba si ricava dalle foglie di una palma, originaria delle regioni nord- est del Brasile ma viene utilizzata in combinazione con altre cere nella formulazione di unguenti ai quali dona maggiore brillantezza.

La cera candelilla ha un nome d'origine Portoghese e significa piccola candela mentre la pianta da cui viene estratta è diffusa in Messico, Texas, Arizona, in zone desertiche. Ha delle proprietà molto simili alla precedente, ma cosa differenzia la Candelilla dalla Carnauba? La prima ha più difficoltà nel creare schiuma, quindi viene meno usata nei fitocosmetici che hanno proprietà depurative della pelle come i saponi.

Arriviamo alla regina delle cere, la cera d'Api. Viene prodotta a partire dal propoli e dall'acido palmitico è molto ricca di sostanze aromatiche: per questo motivo viene così tanto usata nelle preparazioni di creme, unguenti e prodotti di make-up. Ha una funzione fortemente idratante e protettiva.
Questa è quella 100% naturale che utilizzo io per i miei cosmetici:

Cera d'Api pura

6.2 Oli

Gli oli sono molto utilizzati in cosmesi e nonostante siano numerosi e molto diversi (olio di germe di grano, di mandorle dolci, di ricino, di lino, di oliva, di girasole, di argan, di mais, di arachidi, di sesamo, di avocado, etc.) sono tutti estratti per pressione da semi o frutti. Anche le proprietà sono spesso simili: emollienti, idratanti, protettive, lenitive, cicatrizzanti, antirughe, rinfrescanti e lubrificanti. Eppure, ogni olio è diverso dall'altro, scopriamo il perché.

L'olio di avocado, ad esempio, è ricco di acidi grassi insaturi, vitamina E. Contiene inoltre una frazione insaponificabile abbondante ed è per questo che viene particolarmente applicato su pelle rilassata, secca, disidratata, alla quale dona tonicità e luminosità senza ungerla.

L'olio d'argan, invece, contiene più dell'80% di acidi grassi insaturi ma anche di carotenoidi e xantofille, steroli e triterpeni. È un prodotto che ha un'elevata capacità antiossidante: viene così usato per la cura del viso e del corpo, per i massaggi, per i capelli secchi, fragili, sfibrati e privi di lucentezza, per le unghie fragili.

L'olio di rosa mosqueta, originaria del Sud America, ha degli ottimi risultati nel contrastare l'insorgere di rughe e smagliature. È, inoltre, l'olio forse più efficace per un'ottimale risoluzione delle cicatrici, aiutando la pelle a rimarginarsi senza lasciare segni. L'olio di girasole, se estratto a pressione senza dover utilizzare dei solventi, apporta notevoli benefici alla pelle. È indicato, ad esempio, nella formulazione di prodotti solari protettivi in quanto ha la proprietà di assorbire una discreta quantità di raggi UV.

L'olio di mandorle dolci viene molto utilizzato per massaggi, sia per la sua neutralità odorosa sia per il costo contenuto. Può anche essere utilizzato come detergente per i neonati o per struccare le pelli sensibili e delicate.
Ecco quello che ho già avuto modo di consigliarti all'inizio del libro:

Olio di Mandorle Dolci puro

L'olio di cocco, estratto dalla polpa essiccata del cocco, è molto diffuso in oriente. È chiamato anche burro di cocco poiché sotto i 24°C si solidifica assumendo una consistenza burrosa, grazie alla presenza di alte percentuali di acidi grassi saturi.

Per i tuoi primi esperimenti puoi utilizzare questo olio di cocco:

In ultimo parleremo dell'olio con il maggiore contenuto di vitamina E: l'olio di germe di grano. La presenza di betacarotene gli regala il tipico colore arancione ma il suo odore, molto forte, ne limita l'utilizzo in cosmesi nonostante sia un eccellente antiossidante. Viene per questo inserito in composti dove il suo odore risulta addolcito ma le sue proprietà restano invariate.

Inquadrando il codice o cliccandoci su scoprirai quello che piace a me:

6.2.1. Intera linea di olii puri per la cosmesi
Se vuoi avere una panoramica completa su tutti gli olii che vengono utilizzati per la cosmesi a prezzi accessibili, puoi visitare questo shop molto interessante:

6.3 Burri

Anche i burri così come gli oli sono molteplici e fanno parte della nostra esperienza quotidiana. Le differenze con gli oli sono principalmente due: l'elevata presenza di grassi saturi fa in modo che il burro si presenti solido ma che abbia tempi di conservazione più lunghi a differenza degli oli.
I burri più famosi sono il burro di cacao, di Cupuaçu, di Karitè, di cocco, di palma. Tutti vengono usati in formulazioni cosmetiche per ottenere una funzione surgrassante, protettiva, idratante.

Per le tue creazioni ti sarà sufficiente dotarti di un Burro di Karitè buono e puro come quello che utilizzo io:

Burro di Karitè

6.4 Oleoliti

Dopo aver illustrato brevemente sia gli oli più comuni, le cere e i burri introduciamogli oleoliti. Nonostante il nome appaia complesso questi non sono altro che estratti di droghe ottenuti in combinazione proprio con oli, burri o cere. Gli oleoliti sono estratti di droghe ottenuti per macerazione o/e digestione in oli, cere o burri.
Le droghe possono essere composte dai fiori come nel caso della calendula, con funzione cicatrizzante, oppure d'arnica, con funzione antinfiammatoria.
Ma è possibile utilizzare anche le foglie come nel caso dell'edera o le radici come nel caso della carota.

6.5 Oli essenziali

Siamo quasi pronti ad affrontare una ricetta di un cosmetico, resta da dedicare un po' d'attenzione ad uno degli elementi essenziali di ogni prodotto. Gli oli essenziali sono parte fondamentale di un cosmetico e rappresentano una miscela di molecole odorose prodotte dalla pianta stessa, presenti nei fiori, nei frutti, nelle foglie, nei semi e nelle radici. La produzione di oli essenziali nei vegetali è direttamente proporzionale all'intensità e alla durata dell'esposizione a calore e luce eppure l'aroma o il profumo ma anche il potere terapeutico cambia da pianta a pianta: sono molto importanti il luogo di coltivazione, il clima e il periodo di raccolta – strettamente legato al tempo balsamico che abbiamo già illustrato.

Se è vero che gli oli essenziali hanno potere battericida, oppure balsamico, oppure ancora cicatrizzante, è anche vero che l'aspetto più importante è proprio il loro odore. Nell'aromaterapia il carattere psicologico e intimo dell'odore, ma non solo, svolge una risposta fisiologica da parte del nostro organismo: si instaura un legame molto forte tra olfatto, emozioni e memoria. Non è un caso che prima ancora di individuare un fiore o una pianta ci basta sentirne l'odore nell'aria per sapere che tra poco la vedremo. Così come alle volte basta il profumo di un fiore a farci tornare alla mente vecchi ricordi, case d'infanzia, persone a noi care.

Nella cosmesi la quantità di oli essenziali contenuti in una pianta può variare dallo 0,01% fino al 10%: tale percentuale è comunemente detta *resa*. Ma a loro volta gli oli essenziali contengono diversi costituenti principali che possono variare, come già accennato, a causa della provenienza geografica.

6.5.1 Componenti degli oli

- FENOLI: regolano cioè le alterazioni delle risposte immunitarie dell'organismo e svolgono funzione antimicrobica. Un dosaggio eccessivo può essere tossico per il fegato e la cute.

- ALCOLI: agiscono come antimicrobici a livello cellulare, hanno una tossicità minore rispetto ai fenoli ma sono anche meno efficaci.

- ALDEIDI: esercitano un'azione antimicrobica e antinfiammatoria. Negli oli essenziali troviamo la citronella contenente aldeide cinnamica e fellandrale.

- CHETONI: influenzano la produzione di bile e svolgono anche antalgica e lievemente antibatterica. Tra gli oli essenziali troviamo il finocchio e la salvia, da utilizzare con estrema cautela per la loro neuro tossicità.

- ESTERI: possiedono importanti proprietà antispastiche, antinfiammatorie e decongestionanti. Ne sono particolarmente ricche la salvia, l'arancio amaro e la lavanda.

- OSSIDI: particolarmente utili nelle patologie legate alle prime vie respiratorie per la loro marcata azione decongestionante, mucolitica ed espettorante.

- SESQUISTERPENI: hanno azione antibatterica e antinfiammatoria. Un esempio? La camomilla.

6.5.2 Come si estraggono gli oli essenziali

Nonostante quasi tutti gli oli essenziali vengano ottenuti prevalentemente attraverso la distillazione, alcuni tipi sono prodotti attraverso la spremitura ed in particolare quella degli agrumi.

Poiché il costo degli oli essenziali è influenzato dal tipo di tecnica estrattiva ma soprattutto dalla quantità di pianta necessaria ad ottenere un grammo di prodotto.

Acquistando un olio essenziale è buona norma accettarsi che in etichetta siano specificate tre cose: in primis che la purezza sia pari al 100%, questo ci garantisce che stiamo pagando un ottimo prodotto, e in secondo luogo la pianta e la provenienza della stessa.

Da non dimenticare, infine, l'assenza di processi di deterpenazione: tale processo elimina alcune componenti degli oli, tra cui i sequisterpeni che, come abbiamo visto, hanno importanti proprietà.

Ecco una selezione davvero speciale di oli essenziali a prezzi accessibili:

6.5.3 Aromi

Come già accennato l'aroma è un aspetto molto importante nella scelta di un olio essenziale al punto che nel 1981 è stata istituita una nuova scienza: l'aromacologia.

L'aromacologia studia le reazioni e le emozioni indotte dagli odori, attraverso la stimolazione delle vie olfattive.

Di seguito uno schema sintetico:

PIANTA	USO
Anice Pimpinella	Aromatizzante, alitosi
Arancio	Tonico capillare
Basilico	Purificante, antibatterico, antimicotico
Bergamotto	Purificante, psoriasi, erpes labiale, alitosi
Camomilla Marocco	Lenitivo, rinfrescante
Camomilla Romana	Cicatrizzante, antiinfiammatorio
Canfora	Anestetizzante, antisettico, refrigerante
Cannella	Aromatizzante, revulsivo, antiputrefattivo
Cedro	Purificante, dolori reumatici e muscolari
Citronella	Aromatizzante, deodorante, dolori muscolari
Cipresso	Capillarotropo, deodorante
Eucalipto	Antisettico, deodorante
Garofano	Anestetizzante, indicato nell'igiene del cavo orale
Gelsomino Assoluta	Indicato per le pelli senescenti, cicatrizzante
Geranio	Cicatrizzante, ritarda la ricrescita dei peli

Incenso	Cicatrizzante, antiinfiammatorio
Lavanda Baremme	Deodorante, disintossicante, rinfrescante
Limone	Antisettico, rubefacente, astringente
Mandarino	Antismagliature, pelli senescenti, tonico
Melissa	Rinfrescante, schiarente
Menta Piperita	Antisettico, disintossicante, rinfrescante
Muschio di Quercia	Fissatore in profumeria
Neroli	Antismagliature, cicatrizzante, antirughe, lenitivo
Origano	Antimicotico, antisettico
Patchouly	Funghicida, antiseborroico, antirughe
Pino Silvestre	Deodorante, purificante, rubefacente, tonificante
Rosa	Purificante, legg. astringente, tonificante
Rosmarino	Antiseborroico, antiossidante, rubefacente
Salvia officinalis	Antisettico, deodorante
Sandalo	Antiinfiammatorio, antisettico, tonificante
Santoreggia	Antisettico, antimicotico
Tea-Tree-Oil	Antiacne, purificante, cicatrizzante

Vaniglia Assoluta Timo Bianco	Antisettico, antimicotico, antiparassitario
Verbena di Grasse	Aromatizante
Tuja	Vescicante per verruche
Ylang-Ylang	Nutriente, idratante, antisettico
Vetiver	Rubefacente, seboregolatore
Zenzero	Riscaldante, antiparassitario, deodorante

6.6 Il miele in cosmesi

Le proprietà e gli usi del miele sono note da secoli: viene utilizzato sia nell'alimentazione sia nella cura del corpo senza tralasciare i benefici medici acclarati. Ma in cosmesi il miele svolge un'azione emolliente, dermosedativa e cicatrizzante: vi sono alcune ricerche che dimostrano come il miele possa favorire la guarigione di pelli ustionate, anche con lesioni del secondo grado.

Inoltre, se non trattato, nonostante venga spesso considerato zuccherino ha una grande capacità di inibire lo sviluppo di stafilococcus mutans ovvero il batterio presente nelle carie dei denti. Per questo motivo viene spesso sempre più usato nella produzione di dentifrici e collutori.

Una percentuale ridotta di miele nelle creme favorisce l'idratazione della pelle, addolcendo il cuoio capelluto e l'epidermide irritata. Per questo ulteriore motivo lo ritroviamo negli shampoo e nei bagnodoccia.

7 Capitolo – 7 Ricette per iniziare subito

Siamo giunti al tanto atteso momento: finalmente possiamo ritenersi conclusa la lunga, ma spero non noiosa, parte teorica per poter iniziare ad illustrare alcune ricette per preparare dei cosmetici.

Non tutte potranno essere riprodotte con semplicità, alcune necessiteranno di materie prime particolari mentre altre di alcune tecniche non di facile riproduzione.

Ricorda che si tratta di un lavoro, e anche molto difficile, per cui non spaventatevi se alcuni passaggi potranno sembrarvi difficili: vi guiderò passo passo nella produzione di questi cosmetici.

Prima di iniziare, però, vorrei suggerirti di posizionare le sostanze in colonna, dalla più cospicua alla più scarsa in parti per 100.

I contenitori per le preparazioni a caldo dovranno essere in acciaio mentre in qualche preparazione a freddo si possono utilizzare ceramiche smaltate o pietra dura come il marmo.

Tutte le misure sono espresse in volume (ml millilitri 1000 ml= 1 lt) per i liquidi, mentre in g (grammi) per le sostanze polverose o solide.

Se, invece, si tratta di misure molto piccole utilizzeremo gtt (gocce).

Bene, siamo pronti per cominciare.

7.1 Maschere

Sono preparazioni che non presentano particolari difficoltà nella preparazione anche con sostanze "casalinghe". Le maschere vanno applicate sulla pelle per un periodo di tempo limitato e poi asportate con acqua.

Tra le sostanze che più si adattano alla formulazione di una maschera c'è l'Argilla. Tra le argille, le più utilizzate c'è quella verde e quella bianca (caolino). La differenza tra le due è la presenza di ossido di ferro nella prima. La composizione dell'argilla rende questo minerale salutare per la pelle poiché ha la capacità di assorbire sostanze tossiche dalla pelle e a cederne altre eudermiche (che sono buone per la pelle). L'argilla tende ad asciugare e per questo motivo dovremo aggiungere alcune sostanze umettanti ed idratanti.

Consiglio di acquistare in erboristeria un'argilla superventilata, cioè, ben purificata e adatta anche all'uso interno.

1 Maschera Argilla e germe di grano

È adatta alle pelli secche.

Ingredienti:

Argilla verde superventilata g 50

Infuso di Salvia (con acqua minerale)   ml 34

Olio di germe di grano puro ml 15

Olio essenziale di menta piperita 1 gtt

Olio essenziale di lavanda   5 gtt

Ingredienti, nella nomenclatura I.N.C.I. come da normativa bisognerebbe esporre in etichetta:

Solum Follonum, Aqua, Salvia officinalis leef extract, Lavanda angustifolia herb oil, mentha piperita herb oil.

<u>Cosa fare:</u> innanzitutto preparare l'infuso di salvia foglie (filtrare con carta filtro) e versare l'argilla senza agitare. Aspettare che tutta l'argilla si sia bagnata e agitare con una forchetta o con un frullatore ad immersione cercando di non creare aria. Quando si evidenzierà una pasta omogenea, senza grumi, si potranno aggiungere gli oli essenziali girando fino a miscelazione completa.

<u>Uso:</u> applicare sul viso uno strato sottile di maschera e attendere che asciughi, poi risciacquare con acqua tiepida. Utilizzare 1 volta ogni 5 giorni.

<u>Conservazione del prodotto:</u> conservare in vaso di vetro in frigorifero. La durata per il suo utilizzo è approssimativamente di 30 giorni, poiché gli oli essenziali contenuti, oltre ad un effetto purificante sulla pelle, ripara il prodotto dalla proliferazione batterica.

7.2 Per il cavo orale

Sembra strano ma gli stessi collutori e dentifrici possono essere considerati dei cosmetici in quanto mantengono in buono stato il cavo orale. Molte piante possono essere utili nel pulire e rinfrescare la bocca, basti pensare alla menta comunemente utilizzata. È possibile, ma meno usato, scegliere il miele nelle formulazioni: questo perché è un eccellente antibatterico.

#2 Collutorio salvia e propoli

Utile per prevenire gli arrossamenti gengivali e mantenere la bocca sana e fresca.

Ingredienti:

Miele non trattato termicamente 55 (g)

Acqua batteriologicamente pura 45,3 ml

Tintura madre di elicriso   2ml

Tintura madre di rosa rossa 2ml

Tintura madre di potentilla 2ml

Tintura di propoli   2ml

Olio essenziale di mandarino   0,5ml

Olio essenziale di menta   0,5ml

Olio essenziale di salvia   0,5ml

Olio essenziale di chiodi di garofano   0,2ml

Ingredienti, nella nomenclatura I.N.C.I. come da normativa bisognerebbe esporre in etichetta:

Mel, Aqua, alcohol, Helycrisum italicum flower extract, Rosa damascena flower extract, Potentilla erecta root extract, Propoli extract, Citrus nobilis pell espressed oil, Mentha piperita herb oil, Salvia officinalis leaf oil, Eugenia caryophyllata bud oil.

<u>Cosa fare:</u> sciogliere il miele nell'acqua a temperatura ambiente (20 °C), mettere le tinture madri e gli oli essenziali agitando.

<u>Uso:</u> utilizzare al bisogno utilizzando il collutorio puro.

<u>Conservazione del prodotto:</u> si può conservare per diversi mesi anche fuori dal frigorifero.

7.3 Gli Unguenti

Gli unguenti sono preparazioni semplici composte solo da ingredienti lipidici come cere, oli, burri e oli essenziali. Il limite dell'unguento dal punto di vista applicativo è la sua untuosità che può creare, a volte, fastidio e poca praticità; inoltre nell'unguento non possiamo introdurre sostanze idrosolubili come infusi, decotti, tinture madri ecc. I vantaggi, però, sono legati alla possibilità di non usare conservanti poiché non c'è presenza di acqua: niente acqua vuol dire nessuna possibilità di sviluppo di microrganismi dannosi. Inoltre, la sua idrorepellenza lo rendono adatto a isolare la zona trattata da eventuali agenti irritanti, come il vento freddo.

#3 Unguento all'arnica

L'arnica è una pianta utilizzata tradizionalmente dalle comunità alpine in caso di contusioni. Svolge una leggera azione termogenica (riscaldante), ideale per migliorare e riattivare il metabolismo locale così da accelerare il riassorbimento dell'edema. E' indicato anche per infiammazioni tendinee.

<u>Ingredienti</u>:

Oleolito di Arnica   qb 100
Cera vergine d'api   10
Olio essenziale di lavanda   2
<u>Avvertenza</u>: l'arnica presenta una certa tossicità per uso interno, evitarne l'uso in caso di ferite aperte.

7.4 Gli oli

Sappiamo bene tutti che gli oli potrebbero ungere eccessivamente la pelle. Capita spesso e questo crea non solo un fastidio pratico ma provoca dei problemi anche alla pelle. Per questo è importante il giusto dosaggio, affinché si ottenga un risultato accettabile: spesso si consiglia di utilizzare gli oli in piccole quantità e su pelle bagnata in modo da rendere più semplice la sua applicazione.

#4 Olio idratante

Questo composto di lipidi, ovvero oli, burro e cera, ha come obiettivo quello di idratare la pelle: è solo uno dei tanti scopi realizzabili da un composto di questa natura.

<u>Ingredienti</u>:

Olio di Mandorle dolci 55
Cera di jojoba   20
Burro di Karitè   10
Olio di Germe di grano   5
Olio di Canapa   5
Olio di ricino   5
Olio essenziale di Ylang-ylang   1
Olio essenziale di Arancio scorze 2
Olio essenziale di Patchouly 1
Olio essenziale di Geranio   1
<u>Cosa fare</u>: sciogliere lentamente il burro di karitè nella cera jojoba e miscelare tutti i componenti.
<u>Ingredienti, nella nomenclatura I.N.C.I. come da normativa bisognerebbe esporre in etichetta</u>:
Prunus amigdalus dulcis oil, Simmondsia chinensis oil, Butyrospermum parkii butter, Triticum vulgare germ oil, Cannabis sativa seed oil, Ricinus communis seed oil, Cananga odorata oil, Citrus sinensis peel oil espressed, Pogostemon cablin leaf oil, Pelargonium peltatum leaf oil, gerianol, limonene,linalool,citral.

7.5 Detergenti

Se ai prodotti precedenti siamo pochi abituati, tutti noi utilizziamo dei detergenti schiumogeni come gli shampoo, i bagnodoccia, i saponi liquidi per mani e viso, i saponi liquidi per l'igiene intima. Questi prodotti hanno spesso un pH compreso tra 4,5 e 5,7 per evitare di danneggiare la pelle: un detergete troppo aggressivo può ripulire eccessivamente la pelle e impoverirla di sostanze necessarie per la difesa chimico, fisica e batterica dell'organismo. Analizzeremo ora diverse formulazioni possibili.

#5 Formula base delicata per shampoo

<u>Ingredienti</u>:

Acqua q.b. 100
potassio oleate 25
sodium lauryl glucoside 10
Cocamidopropyl betaine 8
cocamide DEA 2
Acido Lattico 1,5
Gomma xantana 0,5
Microstabil 0,55

<u>Cosa fare</u>: stiepidire l'acqua e gelificare versando la gomma xantana e agitando con frullatore a immersione. Aggiungere gli altri componenti miscelando lentamente.

<u>Come si presenta</u>: la base elaborata presenterà una schiuma corposa e soffice, con una densità tale da poter essere utilizzato facilmente. Il suo aspetto lattiginoso e accattivante, la sua azione detergente sarà delicata. Questa base può essere utilizzata direttamente oppure sarà il punto di partenza nella creazione di shampoo. Basterà aggiungere altri ingredienti.

#6 Shampoo capelli con forfora

Formula base delicata q.b.100

succo di crescione   3

estratto di bardana radice   3

aceto di mele   2

tintura propoli   0,2

olio essenziale di tea tree   0,2

olio essenziale di lavanda   0,1

olio essenziale di eucalipto   0,1

olio essenziale di legno di cedro   0,1

7.6 I Solari

I prodotti solari devono avere la capacità di ridurre i danni che possono essere provocati da un'eccessiva esposizione al sole. I raggi che arrivano sulla superficie della nostra pelle sono gli UV-A, UV-B e infrarossi e possono provocare eritemi, scottature e foto-invecchiamento. Nei prodotti solari è necessario esprimere in etichetta la capacità protettiva (SPF: Sun protection factor) verso gli UV -B e un IP (Protection index) per i raggi UV- A. Oltre a questi numeri spesso viene indicata anche una dicitura che ci aiuta ad avere una visione di insieme: bassa, media, alta protezione.

Le sostanze naturali a disposizione per produrre prodotti di protezione sono molteplici: alcuni oli vegetali hanno la capacità di assorbire parte dei raggi UV, come l'olio di mais, girasole e cera jojoba mentre filtri fisici come polvere di radice di curcuma hanno la capacità di schermare e riflettere i raggi solari. Bisogna, inoltre, considerare altri elementi protettivi tra cui la vitamina A e la vitamina E presente in gran quantità nell'olio d'avocado o nella radice di carota.

Altrettanto importante è la forma tecnica dei prodotti solari protettivi è di grande importanza, questi infatti devono

1. esercitare una protezione ai raggi solari (protettivo dall'eritema, idratante, antiossidante);
2. avere una buona spalmabilità;
3. utilizzare sostanze che non vengano assorbite e, quindi, rimangano in superficie;
4. resistere all'acqua e al sudore;
5. rimanere fotostabile il più a lungo possibile;
6. essere piacevole ed esteticamente accettabile;

Si possono presentare come gel, emulsioni acqua in olio oppure olio in acqua, paste, unguenti, oli. Le forme tecniche più adatte sono quelle idrorepellenti proprio per la capacità di resistere all'acqua e al sudore. Nell'ambito della fitocosmesi le sostanze capaci di esercitare un'azione protettiva non sono numerose, ma quelle sopra citate possono rappresentare un buon pool in grado di svolgere tale compito. Vediamone qualche esempio.

#7 Pasta solare ad alta protezione

<u>Ingredienti:</u>

cera jojoba 20

biossido di titanio   20

Oleolito di mallo di noce   15

Oleolito di Iperico   13

olio di germe di grano 10

burro di karitè   10

cera vergine d'api   8

oleolito di carota   3,7

lavanda olio essenziale   0,3

<u>Come fare</u>: a fuoco basso tutti i componenti grassi, poi lasciare stiepidire e versare il biossido di titanio, per ultimo aggiungere l'olio essenziale di lavanda.

<u>Ingredienti, nella nomenclatura I.N.C.I. come da normativa bisognerebbe esporre in etichetta</u>:

Simmondsia chinensis seed oil, Titanium dioxide, Helianthus annuus seed oil, olea europaea fruit oil, juglans regia fruit extract, Hypericum perforatum herb extract, Triticum vulgare germ oil, Butirospermum parkii butter, cera alba, Daucus carota root extract, Lavandula angustifolia herb oil, Limonene, Linalool.

<u>Fattore di protezione</u>: varia ed è determinato dalla quantità di prodotto applicato su una zona di pelle. Più viene spalmato, minore potrà essere la sua efficienza protettiva. Rinfrescare costantemente la pelle con acqua.

Appendice

Le ricette che abbiamo visto e le piante che vi ho illustrato arrivano da lontano. L'utilizzo delle piante per attenuare i problemi della pelle e dei suoi annessi risulta antico, anzi, preistorico. L'etnomedicina, ovvero la medicina che ogni gruppo sociale ha sviluppato, si è sviluppata in direzioni diverse a seconda del tipo di cultura presente.
In tutte le culture, però, le piante sono state investite di proprietà "magiche".
Anche la raccolta doveva avvenire in momenti particolari – quello che oggi chiamiamo tempo balsamico – e doveva essere compiuta da persone "speciali".

Queste pratiche, l'attenzione alle piante e al corpo umano, all'interazione tra la natura e l'uomo ha dato i natali alla Medicina Tradizionale Cinese, alla Medicina Tradizionale Mediterranea, a quella Ayurvedica Indiana, alla Medicina Tibetana e a quella di tante altre popolazioni indigene dell'Amazzonia o dell'Africa. Le differenze tra queste medicine tradizionali sono facilmente individuabili nei fattori ambientali e climatici molto diversi l'uno dall'altro. Nascono, di conseguenza, delle necessità di affrontare problemi specifici al freddo, all'eccessivo irradiamento solare, all'altitudine, all'umidità o all'eccessivo secco: condizioni, queste, alle quali sono connesse conseguenti patologie e debolezze del corpo umano.

Storicamente il primo documento del mondo occidentale che riporta prescrizioni a base di ingredienti naturali, tra cui l'utilizzo di numerose piante, è il Papiro di Ebers dell'antico Egitto risalente al 1550 a.C. Anche nell'antica Grecia, con Aristotele e Ippocrate, si sviluppò una dottrina detta degli umori da cui ha avuto origine la Medicina tradizionale Mediterranea che per molti aspetti può essere paragonata a quelle orientali. Una prima grande enciclopedia medica botanica venne compilata da Dioscoride che nel 65 d.C. scrisse il *De Materia Medica*: una descrizione di quasi 600 piante e circa 4.500 usi medicinali. I metodi estrattivi con i quali oggi prepariamo i nostri cosmetici deriva dall'alchimia, una chimica degli albori. Dall'alchimia ad oggi si sono compiuti moltissimi passi in avanti: basti pensare che agli inizi con Paracelso venne diffusa la dottrina della segnatura. Le piante venivano osservate e la sua somiglianza con un organo umano specifico faceva in modo che venisse utilizzata per curare i problemi dell'organo stesso.
Nelle piante dobbiamo quotidianamente ritrovare e riscoprire noi stessi.

Spero che questo manuale ti possa essere d'aiuto almeno a comprendere un po' di più il mondo delle piante e delle opportunità che esse ci danno come alternativa all'ondata chimica degli ultimi quarant'anni per vivere meglio noi stessi e il mondo che ci circonda.

Al momento lo shop-on-line più completo e variegato che ho trovato per l'acquisto di utensili e materie prime per produrre cosmesi è senza dubbio Amazon, consultala e scegli con cura e divertimento i tuoi articoli e inizia proprio oggi la tua prima creazione!

www.ingramcontent.com/pod-product-compliance
Lightning Source LLC
Chambersburg PA
CBHW031233250726
48655CB00005B/1932